改訂

起立性調節障害の子どもの正しい理解と対応

田中 英高
Hidetaka Tanaka

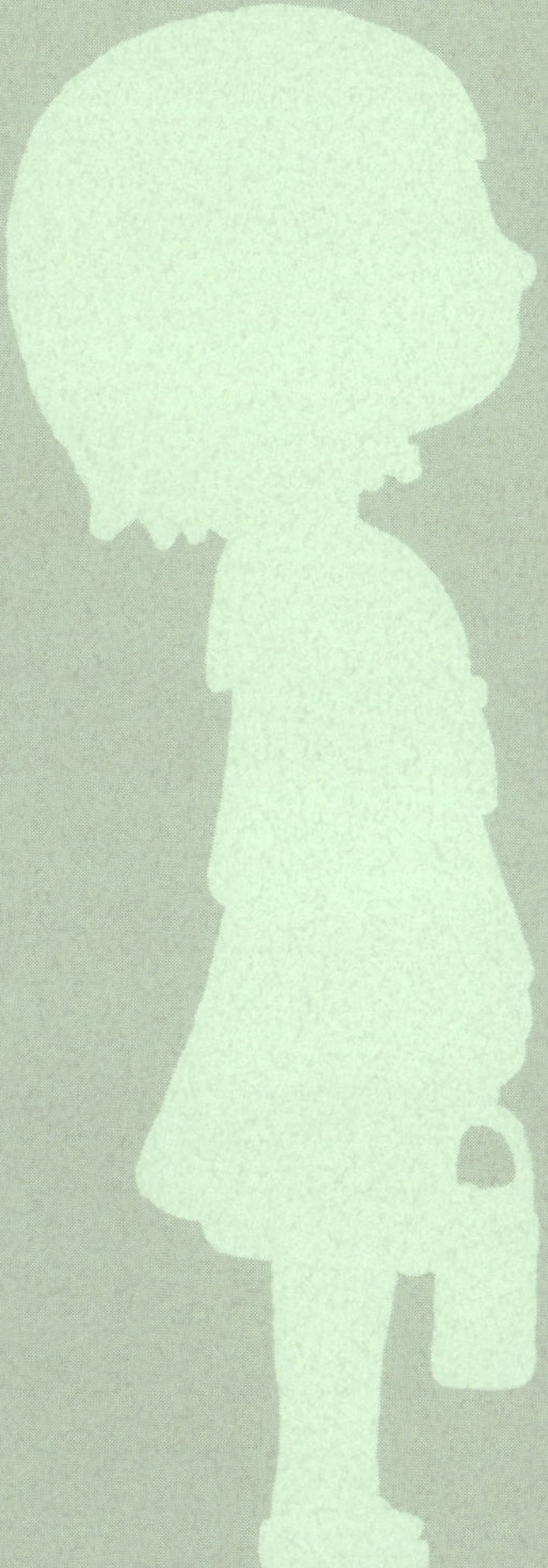

中央法規

改訂にあたって

本書『起立性調節障害の子どもの正しい理解と対応』の初版を出版してから7年が経ちました。発行部数は1万8千を超えたことから、数万人の方々に目を通してもらえたのではないかと考えています。本書は二〇〇七（平成一九）年に日本小児心身医学会が小児起立性調節障害診断・治療ガイドラインを発表したことを受けて、本症がどのような病気か、正しく診断・治療するための方法について、学会の標準的な考え方を、患者さんとご家族、学校関係者に知ってもらおうとわかりやすく解説したものです。

同ガイドラインが公表されてから、診断方法や治療法が従来のものから様変わりしました。診断手順が統一され、新起立試験が開発されて全国どこの医療機関でも診断できるようになったことは、従来の「おもに症状から診断」する方法からの大転換であり、革命的と言えます。「起立性調節障害は思春期によく見られる一過性の症状」や「頑張りの利かない子ども」と考えていた医師たちが、ガイドラインに基づく診療を開始しました。同時に、本書の普及によって一般の方々もガイドラインの診療を理解し、医師—患者—保護者—学校の四者が正しい疾病認識を共有しつつあると感じています。

最近では全国のあちこちで起立性調節障害の子どもやその保護者の会合がもたれるようになりました。患者さんたちには心強い存在です。当然、診断や治療内容について話題になるかと思いますが、そのときにもガイドラインに則って共通した医学的知識をもとに意見交換すれば、お互いの意思疎通もより円滑になります。実際に本書がそれに一役買っているという話を耳にすると著者として嬉しく思います。

初版出版後の数年間、私は日本小児科学会、全国医師会、患者会、学校関係者にガイドライン普及の啓発活動を数十回以上行い、多くの方からガイドラインに対する意見をいただき、改良すべき箇所を総括して追補版を学会誌に掲載しました。さらに新しい知見も集まり、二〇一五（平成二七）年秋に日本小児心身医学会が小児起立性調節障害診断・治療ガイドラインを改訂しました。改訂版では診断手順を簡略化しましたが、治療方法についての変更はありません。これに合わせて本書も改訂する運びになりました。新しい本書の内容を読者の方々にも共有していただければ心から嬉しく思います。

平成二九年一月

ＯＤ低血圧クリニック田中院長
日本小児心身医学会前理事長　田中英高

はじめに

「頭が痛くて朝起きられない」

「無理して起きたら、めまいがして立っていられない」

「身体がだるいけれど夕方には回復して、夜になると目がさえて布団に入っても寝つけず、遅刻や欠席が続き始めた」

等々……。


このような子どもの症状で悩んでいるお母さんやお父さんは、この本をお読みいただいているなかにも多くおられるのではないでしょうか。今まで元気だった子どもが、急に体調不良を訴えて、遅刻や欠席を繰り返す。しかし、夜になるとなぜか元気になって、バラエティー番組を見てはゲラゲラ笑い、「明日は学校へ行くから」と言うにもかかわらず、夜更かしをして朝には起きられない……。

そのようなことが繰り返されると、もう「怠け者」としか思えません。親としては苛立ってきます。あるいはその逆に、このままひきこもりになってしまうのではないか、一生を棒にふるのではないか、と心配になって居ても立ってもいられない親御さんもきっとおられることでしょう。

このような子どもの多くは、「起立性調節障害」(Orthostatic Dysregulation：ＯＤ)という思春期特有の病気にかかっているのです。起立性調節障害は思春期に発症しやすい自律神経機能不全であり、その数は思春期全体の約1割、ざっと概算しても100万人はいると推定されています。

起立性調節障害は、軽症の場合には治療しなくてもかまいません。しかし、めまいや頭痛、身体のだるさ、朝起き困難などによって日常生活に支障が出るような子どもは、適切な治療を受けないと、悪化の一途をたどり、長期の不登校から「ひきこもり」に陥ることも珍しくありません。「ひきこもり」のなかには、社会復帰が遅れて「ニート」になったり、またそれが原因で家庭崩壊やさまざまな社会的問題が起こることもあります。内閣府(子供・若者白書)によると、二〇一五(平成二七)年のニート総数は56万人、フリーターは二〇一二(平成二四)年に約180万人といわれています。正確なデータはありませんが、ニートやフリーターになった初期原因には起立性調節障害という病気が深くかかわっているのではないか、と私は考えています。

起立性調節障害は、死に至るような病気ではありません。しかし、致命的でない分、軽く受け止められる傾向にあります。起立性調節障害のつらさがわからない人たちは、〝治療しなくても死なない病気だし、頑張ればなんとかなるさ〟という程度に考えがちです。

一昔前には、医者のなかにもそのような考え方をもつ人たちがたくさんいました。したがって、病気の原因研究や治療研究は遅れており、効果的で標準化された診療方法がありませんでした。

そのために多くの起立性調節障害の子どもたちが適切に治療されていなかったのです。なかには、治らないまま「怠け者」というレッテルを貼られてしまい、不運にもニートになってしまったケースもありました。

このような悲劇を少しでも解決するには、起立性調節障害に対する確かな診断と効果的な治療法の開発、そしてその指針作りが必要でした。そのような背景を受けて、日本小児心身医学会では二〇〇三（平成一五）年に「小児起立性調節障害診断・治療ガイドライン」の作成に着手しました。日本全国の専門家が集まり、3年以上かけて二〇〇六（平成一八）年九月に第1版を発行することができました。現在は、日本中でこのガイドラインを参考にしながら起立性調節障害の診断・治療が行われつつあります。

本書では、直接生命の危険にかかわることはないものの、なかなか厄介な〝起立性調節障害〟とはいったいどのような病気なのか、どう診断するのか、どんな治療方法があるのか、保護者や学校関係者はどう支援すればいいのか等々について、「小児起立性調節障害診断・治療ガイドライン」にも触れながら詳しく述べたいと思います。

平成二一年四月

大阪医科大学小児科学教室准教授
日本小児心身医学会理事長　田中英高

第2章 なぜ「起立性調節障害」は気づかれないのか
——「起立性調節障害」を理解する——

第3章 起立性調節障害の子どもたちのSOSサインを見逃すな

第4章 診断と治療はこう行われる

第5章　周囲のサポートが子どもたちを救う

本書の活用方法

本書では、日本小児心身医学会が作成した「小児起立性調節障害診断・治療ガイドライン」の内容に触れながら、医師だけでなく、子どもの不調に頭を抱え、悩む保護者の方々や、知識として「起立性調節障害」を知らないために、子どもへの接し方がわからない学校関係者にもお読みいただけるよう、具体的なケースも交えてわかりやすく解説しています。

どの章もすべての読者にお読みいただきたいのですが、特に起立性調節障害のお子さんをおもちの保護者に読んでいただきたい章は「保護者向け」、特に学校関係者に読んでいただきたい章は「学校関係者向け」、やや専門的になりますが、医師として必要な知識が記載されている章は「医師向け」として、次頁に、本書の構成と主な対象者を一覧にしましたので、お読みいただく際にご参照いただければ幸いです。

		保護者向け	学校関係者向け	医師向け
第１章		○	○	○
第２章				○
第３章		○	○	○
第４章	68～88頁 97～101頁			○
	88～96頁	○		○
	102～103頁	○	○	
第５章		○	○	○
第６章	Ｑ１～Ｑ６	○		
	Ｑ７・Ｑ８		○	
	Ｑ９・Q10	○	○	○

第1章

今、子どもたちに何が起きているか?

起立性調節障害の日常――ひろし君の場合

無理矢理連れてこられてふてくされて診察室に

ここに1人の男の子、ひろし君（仮名）に登場してもらいましょう。

ひろし君は中学2年生。「身体がだるくて朝起きられない」「フラフラする」と言って、欠席が続いていました。7月初旬、お母さんが心配して小児科に連れて来ました。ひろし君はお母さんにうながされて、ふてくされながら診察室に入ってきました。

中学生にもなれば、ふてくされて病院に来ることはよくあります。どうやらひろし君は母親に無理矢理連れてこられた様子でした。きっと家では親子げんかをしていたのでしょう。そこで、お母さんには外で待ってもらって、ひろし君にゆっくり話を聞いてみました。

母親と離れたら、ひろし君はホッとしたような表情を見せ、こちらをチラッと見てから、目を伏せ気味にしました。しかし、こちらの問診に対しては、ポツポツと小さな声ながらも答えてくれ、思いのほか、いろいろと話をしてくれました。

医師「よく来てくれたね。今日は、どんな身体の症状で病院に来たのかな？　話してくれる？」

ひろし君はうなずいて、2、3秒してから、

ひろし君「……身体がだるい……。フラフラするし、朝も起きられない」

と元気なく返事をしました。顔色はすぐれませんが、大病ではなさそうです。性格は比較的おとなしそうに見えます。〝これなら、なんとか話ができそうだ〟と心のなかで思いながら、いつもの問診（最近では「医療面接*」という）の手順で症状を聞いていくことにしました。

*医療面接とは、外来患者や入院患者の診察の前に、さまざまな医療的な情報を患者から聞き取り、診断や治療の手助けとする重要な診療手技の一つ。インフォームド・コンセント（説明と同意）を得るためにも医療面接が重要な位置を占めます。以前は問診と呼ばれていましたが、医療面接のごく一部分です。

心の距離のとり方がわからない思春期

思春期の子どもたちは、自我同一性*という心の発達段階の曲がり角にあります。自意識が強くなっている反面、友達や周囲の大人の目がとても気になります。例えば、親や周囲の大人に抑圧されたり、気を遣いすぎてきた子どもは、思春期になって周囲の人との心の距離のとり方がわからず、心を閉ざして、人との接触を避けようとします。特に、相手が学校の先生や医師となると、ますます緊張して、あるいは警戒して、心を閉ざして口を開かなくなります。

そういうこともあって、最初の診察のときに医師の目を見たがらない子は少なくありません。「先生の目を見て話しなさい」と注意する保護者の方がよくおられますが、このようなことを言うと子どもはかえって緊張して何も話せなくなってしまいます。ですから、子どもが医師の目を見なくてもすむよう配慮することが求められます（70頁参照）。

朝起きられず、夜寝つけない……

ひろし君から、身体の症状について10分ほど話を聞きました。

ひろし君「中学1年の5月頃から、朝に身体がだるくて起きられなくなった。**毎日のように遅刻しそうになり、週1回は欠席してしまう。立ったらフラフラするし、身体がだるくてしようがない。起き上がると頭痛がひどくなるので、布団から起きたくない。食欲もなくなって、朝ごはんは全然食べられない。ときどきお腹も痛くなる。お昼過ぎからはずいぶんと身体が楽になる。夜にはテンションが上がって、つい遅くまで音楽を聴いてしまう。親がガミガミ言うから、ベッドに入ってから友達とメールのやりとりをする。でもなかなか寝つけない。寝不足だと思う」

どうやら、ひろし君は午前中にひどく体調が悪く、夕方から夜にかけてよくなるようです。これでは登校もままならないでしょう。

＊自我同一性とは、自分は人間一個人としてどのような存在であるか、そしてその存在意義の証として何をなすべきかという、個人の心のなかに保持される概念です。青年期の重要な発達課題となります。エリク・エリクソン（E. H. Erikson）が使ったもので、いわゆる、アイデンティティに近い言葉です。

＊＊起立性調節障害の病状には季節変動があります。一般的に暖かくなる春から夏にかけて悪化し、秋から冬には軽快します。しかし、逆の場合もあります。

集中できず、成績も悪くなった

そこで、学校や勉強のことにも話を向けてみました。

ひろし君「中学1年の11月頃からは、身体が楽になった。でも、中学2年の春にまた、どんどん体調が悪くなり、勉強しても集中できず成績が悪くなった。最近は、考えがまとまらないし、すぐにイライラしてしまう。これはきっと母親が、『朝早く起きろ』とガミガミ言うからだと思う。近所の医院で1年間治療を受けたけれど、欠席が2か月も続いてしまったので、この病院には親に無理矢理連れて来られた。近所の医者は、『体調が悪いのは気持ちの問題、精神的な問題』と言うけれど、自分ではふつうと思っている。今度もまた、『根性がない』とか、『心の問題だ』と言われるに決まっているので、今日は来たくなかった。でも身体がしんどいからなんとかしてほしい」

学校の友達とのトラブル、いじめの可能性も……

ところで、子どもが学校を休み始めて、欠席が続いている場合、学校の友達とのトラブルやいじめが隠されていることがたびたびあります。そこで、ひろし君にもそれとなく話を向けてみると、「友達と遊んでいたら楽しい」「学校も楽しい」と答えました。しかし、逆に表情は硬くなりました。友達との間に何か気まずいことでもあるのかもしれません。*

今回は初診ですから、とりあえずこの程度にして、深く突っ込むことは控えました。その他の点で、ひろし君はいろいろと話をしてくれたので、それで十分だと判断したのです。

保護者の苦悩、悲嘆、戸惑い

問診の後には、ひろし君の身体の診察をしました。近所の医院での血液検査やレントゲン検査の結果などに異常はなく、身体には大きな病気はなさそうでした。ひろし君には別室で血圧測定をしてもらうことにして、その間にお母さんとの面接をしました。子どもの日常生活については、本人だけでなく、保護者からも話を聞いておくことが大切です。

＊起立性調節障害の子どもは、友達との関係でノーと言えないタイプの子どもが多く、何かと気疲れしがちです。また、こういうタイプの子どもは友達にからかわれたり、いじめられることも珍しくありません。さらに、理解の少ない教師から根性がないなどと注意されることもあり、多くのストレスがかかっているケースがあります。

診察室に入ってこられたお母さんはすらっとした体型のご婦人でしたが、ずいぶんとやつれた様子でした。子どもが2か月も学校を休んでいるので、親としては気が気でないのでしょう。

医師「ずいぶんと長い間、つらかったのですね。ひろし君もお母さんも大変でしたね*」

そのように声をかけただけでお母さんの目からは大粒の涙があふれてきました。でも気を取り直して、しっかりとした口調で話をされました。

母親「先生、ひろしはもう2か月も学校に行っていないんです。朝はいくら起こしても起きてきません。何回も起こすと、かろうじて返事はするんですが、身体がだるいらしく、全然起きられないみたいです。最初の頃は、学校に間に合うようにぎりぎりに起きてきて、『気分が悪い』と言って、ゴロゴロしていました。『朝ご飯はいらない』と言って何も食べないで、やっとのことで登校していました。だから遅刻も多かったのです。中学1年の冬には、ずいぶんと体調がよくなったのですが、中学2年の春からまた悪くなってしまいました。この頃は朝起きる時刻がもっと遅くなり、10時くらいにならないと起きてきません。起きてきても、ボーッとして、『フラフラする』『頭が痛い』『気分が悪い』と言って、また横になってしまうこともあります」

医師「お昼からは元気になるのですか？＊＊」

母親「ええ、お昼を過ぎるとだんだん元気になってきます。夕食もきちんと食べています。夜は本当に元気にしていて、ゲームをしたりテレビを見たりしています。朝が起きられないのは、夜遅くまでゲームをしているからだと思います。『早く寝なさい』とやかましく言うのですが、『寝られないから』と言って遅くまでゲームで遊んでいるんです。そんなことだから、朝起きられないのだと思うのです」

医師「ついつい、口やかましく言ってしまうのですね＊＊」

母親「そうなんです。昨夜もバラエティー番組を見てゲラゲラ笑っているんですよ！

＊保護者との医療面接においても配慮が必要です。子どものことで保護者も不安と気疲れがたまっています。特に初回の面接では緊張もされています。これまでの苦労をねぎらってあげたいものです。

＊＊起立性調節障害の症状の特徴として、一般的に朝に症状が強く、午後から夜にかけて軽快する傾向があります。朝に体調不良があって欠席したにもかかわらず、夜は元気になり夜更かししてしまいます。保護者にしてみると、夜にもっと早く寝れば朝もすっきり起きられるのではないかと考えて、口やかましくなってしまいます。

どう考えても、私にすれば怠けているようにしか見えません。腹が立って腹が立って、ついガミガミ言ってしまいました。2週間前には、ひろしが『うるさい、ばばあ！』と逆ギレして、窓ガラスを割ってしまいました。私がよく怒るので、この頃は部屋にこもり気味で外にも出ません。ひろしは、小さいときから聞き分けのよい子だったので、どうなってしまったのか、とても心配です。もっと厳しく叱りつけてでも、学校に行かせるべきなのでしょうか？」

医師「ご両親は高血圧や低血圧などの病気をおもちではありませんか？」

母親「私はもともと低血圧みたいです。今も血圧の上は100もありません。朝がつらいですし、長く立っているのが苦手で、脳貧血になりやすいです。私の体質が遺伝してしまったんでしょうか。主人はどちらかというと血圧は高いようなのですが……」

起立性調節障害の症状

ひろし君とお母さんから話を聞くことで、ひろし君の日常の様子がだんだんとわかってきました。

ここでポイントを少しまとめておきましょう。

1　ひろし君は、朝起きられず、起きてもフラフラしてだるい。
2　ほかにもいろいろな症状がある。集中力が悪くなり、勉強も手につかない。
3　学校を休み始めてから2か月にもなり、今ではひきこもりになりかけてきた。
しかし、夜は元気になって、テレビのバラエティー番組を見てゲラゲラ笑ったりして
ふつうの子どもと同じ様子だ。
4　母親はひろし君が怠けていると考えている。
ひどく叱ったためか、親子関係がおかしくなり始めている。
5　母親も似た体質がありそうで、ひろし君のことでことのほか心を痛めている。

最近の30年間で、このような体調不良の子どもたちが大変に多くなったようです。二〇一二（平成二四）年の日本学校保健会の調査によると、中学生女子では25.6％に起立性調節障害の症状がありますが、一九九四（平成六）年度に比べて10％も増えています（図1）。

図2を見てください。小学4年生から中学3年生の子どもたちに、自分の身体の症状に関する質問に答えてもらいました。その結果、「頭痛や腹痛がある」「ときどきある」と答えた子どもは半分近くもいます。また、ひろし君のように「朝起きられない」「めま

いがする」という子どももずいぶんと多いです。

特に起立性調節障害の症状は、中学生から多いようです。実は、不登校の子どもたちの約7割が図2のような起立性調節障害の症状に苦しんでいます。*こんな症状があれば、学校に行かなければと思っていても、登校するのはかなりつらいだろうと思います。

図1

児童生徒の起立性調節障害症状

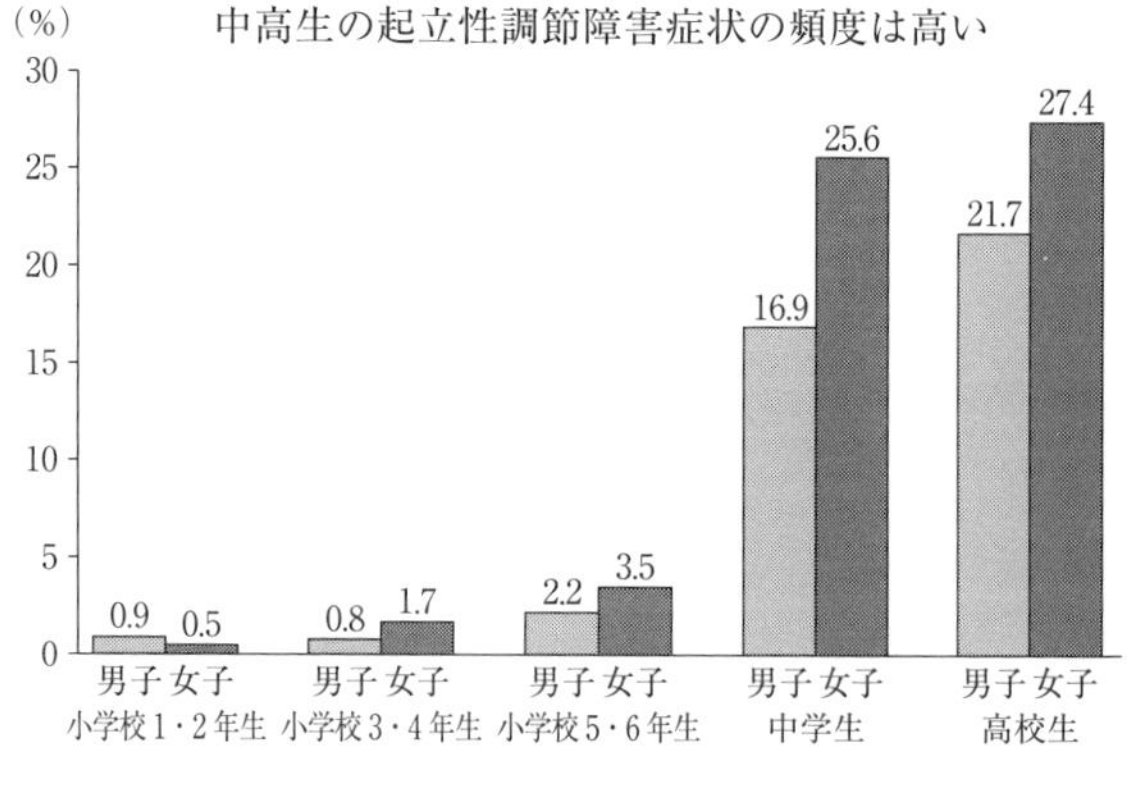

注：自記式の自覚症状から推計したものであり、血圧測定などの検査に基づいた診断ではないことに留意が必要である。
出典：日本学校保健会「平成22年度児童生徒の健康状態サーベイランス事業報告書」2012

*そのため、身体症状からだけでは、不登校か起立性調節障害かの判別は難しいのが実情です。

図2

子どもの不定愁訴はこんなに多い

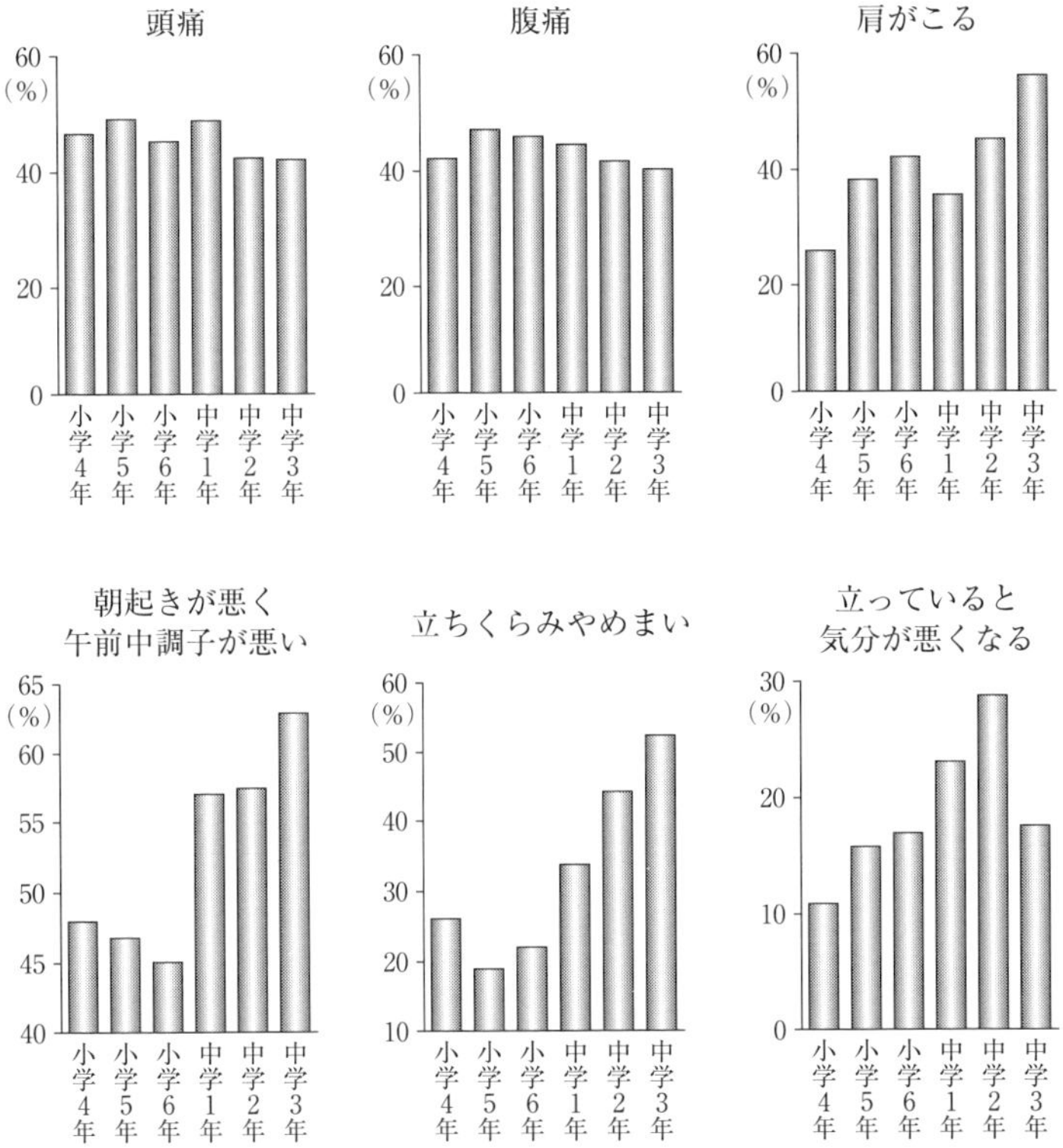

注：小学生・中学生（885名）の代表的な身体症状。「はい」「ときどき」と回答した者の％。

子どもは自分の症状を親には言わない

ここでもうひとつ重大な問題があります。表1を見てください。これはある中学校で子どもたちとその保護者にアンケート調査をしたものです。子どもには自分の症状、保護者には子どもの症状を質問しました。その結果、保護者は自分の子どもの症状に気づいていない場合が多いことがわかりました。例えば、立ちくらみは、43％の子どもが自覚しているのに、保護者はその半分以下の18％しか気づいていません。すなわち、子どもたちは自分の身体の症状を親にあまり話していないように思われます。起立性調節障害の子どもも身体のつらさを親に言わないので、どうしても気づくのが遅れてしまうのではないでしょうか。

表1

「いかに親が子どもの日常生活を把握していないか」を示す実態調査

	子ども	保護者
立ちくらみがある	43%	18%
動悸がする	22%	7%
頭痛がある	45%	20%
学校へ行きたくない	30%	6%
学校で恥をかいたことがある	52%	18%
友達とのトラブルあり	33%	17%

注：中学生429名とその保護者を対象に調査（1990年）

出典：澤村律子・寺嶋繁典・田中英高・竹中義人・足利学・千原精志郎・田中敏隆「アンケート調査による不適応関連徴候に関する親子の認知のずれの検討」『心身医学』38：221-228，1998

起立性調節障害の悲劇――たろう君の場合

朝起きられない、身体がだるい

ひろし君は近所の医院で、発症の早い時期から起立性調節障害と診断されていたので、まだ幸運だったと思います。なぜなら起立性調節障害は、保護者の視点、学校教諭の視点、担当医の視点で、さまざまな「病名」をつけられてしまうことがあるからです。

その例として、次に、たろう君（仮名）に登場してもらいましょう。

たろう君は中学3年生です。中学1年の終わり頃から、「朝起きられない」「身体がだるい」という軽い症状がありましたが、たまに遅刻をするくらいで元気にしていました。中学2年の終わり頃からだんだん症状が強くなり、立ちくらみや身体がひどくだるいという起立性調節障害に典型的な症状が出てきました。中学3年の5月頃から学校を休むようになりました。

たろう君はゲームがとても好きなので、中学生になってから毎晩夜遅くまでテレビゲームをしていました。寝る時間がだんだん遅くなり、お母さんが叱っても、夜1時頃まで遊んでいました。最初のうちはゲームを終えてベッドに入るとすぐに寝られたのですが、この頃は1時間経っても寝られなくなってしまいました。布団のなかでゴロゴロしていても寝られないのです。ついにお母さんは「ゲームのやりすぎで生活リズムが崩れているから、寝られないのよ。この怠け者！」とひどく怒って、挙げ句の果てにゲーム機をたたき壊してしまいました。

たろう君は仕方なく早くベッドに入るようになったのですが、それでも深夜の2時を過ぎても寝つけません。朝方になってやっと眠りにつけるような状態です。朝の7時半に母親が起こしに行っても、全然起きることができません。まるで意識がないかのように昏々と眠っています。

ついにお母さんは堪忍袋の緒が切れて、たろう君の頬をピシャリと叩いて布団をはがしました。ところが、たろう君は眠ったままガオーッと吠えて、足で母親のおなかを蹴飛ばしてしまいました。昼頃に起きてきたたろう君に、「あんたに蹴られたわよ！」と言っても全然覚えていないようでした。

学校の先生に家庭の問題だって言われたのよ！

困り果てて、クラス担任の先生に相談しました。担任は年配でベテランの先生でした。事情を聞いた担任は、「ひょっとしたら不登校かもしれませんよ。前には登校拒否と呼びましたけれど、症状は似ていますね。前にも受け持ったことがあります。ところでお母さん、ご家庭で何かもめ事でもあるんじゃないですか？」と怪訝な顔をされてしまいました。*

その夜、お母さんは夫が仕事から帰るやいなや、こうまくしたてました。「たろうは今日も学校を休んでしまったのよ。そりゃあ、私たち夫婦はいつもいつも円満ではないけれど、クラスの担任に相談したら、家庭のもめ事で子どもが学校に行けないなんて言われたのよ！　私は悔しいわ！　たろうに学校に行くよう言い聞かせてよ！　あなたが

＊学校を欠席し始めると、教師はまず、不登校ではないかと考えます。文部科学省の指導によって不登校対応がかなり行き届くようになったからです。しかし、起立性調節障害への対応はまだ遅れています。文部科学省は「不登校はどの子どもにも起こりえる」としており、心理的な問題を重視しています（http://www.mext.go.jp/a_menu/shotou/futoukou/main.htm）。

放ったらかしだから、こんなことになったんだわ！」

お母さんの逆上する声を聞いて、たろう君は2階の自室に駆け上がってしまいました。お父さんは「また始まったか……」という顔をして、そっぽを向いて風呂に入ってしまいました。お母さんのボルテージはますます上がり、「あなたはいつもそうよ。自分に都合が悪いと知らん顔をするじゃない！　よそのご主人は少しは奥さんに優しい言葉をかけているらしいわよ。私の話をちゃんと聞いてなんとか言ってよ！　結婚してからいつもこうじゃない。もう、うんざり！」と言って、ワッと泣き出してしまいました。

やっと子どもを病院に連れて行ったけれど……

その後、数日間、たろう君は部屋からほとんど出てきませんでした。食欲がないと言って食事も摂らず、夕方まで寝ていました。夜に寝つけないので、母親が見かねて嫌がるたろう君を近所の内科に連れて行きました。睡眠薬でももらえたら、と思ってのことでした。

内科医院の先生はとても評判のよい先生で、少し心療内科や精神科の勉強もされていたようで、たろう君の症状を丁寧に聞いてくれました。中学2年頃に小康状態を繰り返していた身体のだるさ、気力のなさ、中学3年頃からは睡眠障害が始まった話を聞き、診察をした後に、先生はお母さんにこう話しました。「お子さんは、うつ病の可能性が高いですね。精神科を紹介しますから、一度見てもらってください」

お母さんはびっくりしました。「ひょっとして心の病気だったらどうしよう……」

うちの子どもはうつ病なの⁉

暗い気持ちになりながら、紹介された精神科クリニックに嫌がるたろう君を連れて行きました。その先生は、「子どものうつ病もときどきありますよ。お薬を出しますからしばらく服用してください」と言って、1週間分の薬を処方してくれました。しかし、抗うつ剤を飲み始めてもたろう君の症状はいっこうによくなりません。

1週間後、もう一度そのクリニックを受診したら、「では薬を増やして様子をみましょう」と言われました。お母さんは先日、クラス担任に言われた「家庭のもめ事」が気になっていたので、夫の無関心ぶりが問題ではないのかと、その先生に話し始めたら、〝夫の不満をここで話されても困る〟というような顔をされたので、口をつぐんでしまいました。

抗うつ剤を増やしたものの、たろう君の症状はいっこうによくならずに、「眠い」と言ってもっと長く寝るようになりました。寝る時間が長くなり、服薬も時間どおりにできないので、結局、薬を止めてしまいました。もうそのクリニックを受診する気持ちも失せてしまいました。

たろう君のように、起立性調節障害になったために家族関係にヒビが入るような事態は決して珍しくありません。このような事態にならないために、起立性調節障害がなぜ理解されにくいのか、次章以降でもう少し掘り下げていきたいと思います。

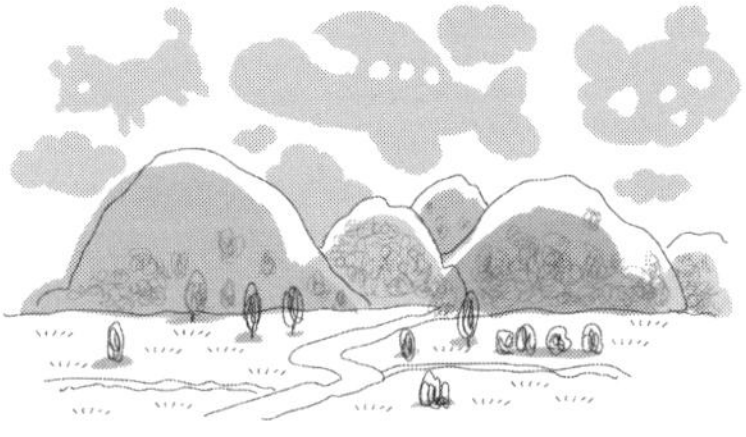

第2章

なぜ「起立性調節障害」は気づかれないのか

——「起立性調節障害」を理解する——

起立性調節障害が「病気」として理解されにくいわけ

「単なる怠け」と思われ、気づかれにくい

ひろし君とたろう君のケースでおわかりのように、起立性調節障害という病気は周囲の大人がとても気づきにくいのです。さらにそれに加えて、起立性調節障害は「単なる怠け」「根性が足りないのだ」と考えている人がいるために、ますます治療開始が遅れるのです。

ある40歳代の男性中学校教師の話をしましょう。彼は自分が中学生のとき、立ちくらみやめまいがあったので病院を受診しました。そのとき、医師から「起立性調節障害」という診断をつけられました。しかし、なんの治療も受けなかったそうです。本人は、「少し朝はつらかったけれど、学校を遅刻するほどではありませんでした。成人してからも少し症状はありましたが、日常生活に支障もなく、もう30年以上経ちました。まあ、起立性調節障害は大した病気でもなさそうですので、自分の受け持ち生徒が〝起立性調

節障害〟という病名をもらっても、気持ちさえしっかりもてば治るのではないかと思います」と話していました。*

起立性調節障害に関する批判・誤解

このような考えをもっている人は、医師のなかにもいまだにいます。実際に次のような疑問や批判は、過去の医学界においてもありました。

- 起立性調節障害は本当に医学的な疾患なのか？
- つまり、はっきりとした身体の異常がないのだから、病気とはいえない。
- 正常な子どもの発達途上にみられる一時的な生理現象だろう。
- ちょっとした心因反応、嫌なことでもあったんだろう。

＊50年以上前にも起立性調節障害という病気はあり、表2の診断基準もできていました。しかし、正確な診断、重症度に合わせた治療法は開発されていませんでした。この男性教師は、軽症例であり無治療で自然軽快したので、重症例があるということが理解できないのです。

ちょっと頑張ればすむことだ。

・そもそも生死にかかわる病気でもないし、治療がどうしても必要というほどではない。

また、たろう君のケースのように精神科医のなかには、起立性調節障害の症状をうつ病と診断する人もいます。なぜ、こんな批判や誤解が出てくるのか、今までの経緯を含めて少し詳しく説明しましょう。

起立性調節障害には診断方法の限界があった

起立性調節障害は、日本大学名誉教授である大国真彦先生が一九六〇年代に、ドイツの文献[1]を日本に紹介し、その後、診断基準が作られました（表2）。しかし、何事においてもそうなのですが、その診断基準は完璧ではなかったので、その後、次のような問題がいくつか出てきました。

皆さんは何かの病気にかかったら、病院で血液検査をしてもらうでしょう。そして、「検査の結果、異常はありませんでしたから、大丈夫ですよ」と言われたことがあると思います。病気にはなんらかの検査上の異常があり、診断するうえで大変に重要な指標

表２

大国らによる起立性調節障害診断基準（1960）

大症状

A．立ちくらみ、あるいはめまいを起こしやすい
B．立っていると気持ちが悪くなる、ひどくなると倒れる
C．入浴時あるいは嫌なことを見聞きすると気持ちが悪くなる
D．少し動くと動悸あるいは息切れがする
E．朝なかなか起きられず午前中調子が悪い

小症状

a．顔色が青白い
b．食欲不振
c．臍疝痛をときどき訴える
d．倦怠あるいは疲れやすい
e．頭痛
f．乗り物に酔いやすい
g．起立試験脈圧狭小化16mmHg 以上
h．同収縮期圧低下21mmHg 以上
i．同脈拍数増加１分間21以上
j．同立位心電図の TII の0.2mV 以上の減高その他の変化

判定

1．大症状３以上
2．大症状２、小症状１以上
3．大症状１、小症状３以上
基礎疾患を除外する

出典：「小児起立性調節障害研究会第２回発表講演会要旨」『小児科診療』23：308，1960

となります。同じように起立性調節障害を診断する際にも、決定的な検査上の異常がないか、50年前にいろいろと調べられました。そして、「起立試験法」がその候補として上がりました。

人が起立すれば、血液が下半身に移動した影響で、血圧や脈拍数が変化します。これに対して自律神経がその変化を極力少なくしようと対応するのですが、これがうまくいかない場合、血圧や脈拍が大きく変化します。その変化の異常を見つけるのが「起立試験法」です。50年前の研究では、その変化の限界を次のように決めました。

臥位（身体を横にしている状態）と比べて起立時に

1 収縮期血圧が21㎜Hg以上低下する
2 脈圧（収縮期血圧と拡張期血圧の差）が16㎜Hg以上縮まる
3 脈拍が21以上増える
4 心電図第2誘導T波が0.2mV以上低下する

ところが残念なことに、1～4のどれをとっても、すべての起立性調節障害の子どもに共通して認められる異常は発見できませんでした。しかも、これらの異常は健康な子どもにもしばしば認められるのです。

つまり、正常と異常の境界が不明瞭であったため検査法としては信頼性が不十分、という結論になりました。そして起立性調節障害の診断には、「やはり症状が大切なのだ」「自覚症状を優先して診断基準を作ろう」ということになったのです。

症状だけで診断できるようになった結果、どのようなことが起こったのでしょうか。朝が弱い、立ちくらみ、頭痛がある、という自覚症状だけで、起立性調節障害と診断できるようになりました。ずいぶんと簡便なのですが、その反面、困ったことも起こりました。

これらの症状は夜更かしや朝寝坊などのふしだらな生活でも起こるので、それもまた起立性調節障害と診断されてしまうのです。そうなると、「起立性調節障害は本当に病気なのか？」という意見が出てきてもおかしくありません。実際、小児循環器科医のなかには、〝不正確な診断基準しかない起立性調節障害は病気ではない〟と考えている人がたくさんいました。

起立性調節障害と不登校は違うの？

ところで、起立性調節障害とよく似た症状を起こすものに「不登校*」があります。最近の厚生労働省の調査[2]によれば、不登校の約7割に、朝起き不良、頭痛、全身倦怠、立ちくらみなどの自覚症状があります。

一九八〇年頃から、不登校児がどんどん小児科を受診するようになりました。不登校に脚光が集まり、話題性をもち始めたことに加えて、すでに起立性調節障害の研究が下火になったことから、「起立性調節障害は、実は不登校だったんだ」という考え方が徐々に広がり、一九九〇年頃にはそれが主流になってしまいました。不登校は各方面でその対策が急がれ、多くの研究者が出てきました。

そのような背景もあって、起立性調節障害の子どもであっても、学校を欠席がちだと、「不登校」と診断されることになりました。ある医師が診断すると「起立性調節障害」になり、他の医師が診断すると「不登校」という困った現象が日本のあちこちで起こり始めました。時代が変われば、診断名も変わってしまうというわけです。

なお、不登校については、現在、日本小児心身医学会から不登校診療ガイドライン（医師向け）が発行されています。また、不登校の本質に鋭く迫った書籍として、『学校に行けない／行かない／行きたくない[3]』がありますので、参考にしてください。

新しい診断基準により鑑別ができるように

起立性調節障害の診断方法が新しくなりました

このように紛らわしい問題を解決するために、私たちは、起立性調節障害において、はっきりとした異常値を示す検査方法を数年間かけて見出しました（後述のフィナプレス起立試験（34頁））。さらに統計学的な検討を十分に行い、信頼性の高い診断基準を設定したのです。

新しい診断基準（38頁の表3参照）を作ったことで、症状が類似している「起立性調節障害」と「不登校」を鑑別できるようになり、これらの問題も解決に向けて進んでいます。

＊約25年ほど前までは、不登校は「神経症的な登校拒否」と呼ばれており、一九九八（平成一〇）年頃から文部省（現・文部科学省）は「不登校」と呼ぶようになりました。

実は、この新しい診断基準は、患者さんたちにとって「救い」になっています。
ある患者さん（中学3年生の女子）の母親の話です。この母親は起立性調節障害についてとてもよく勉強されています。

母親「今まで、娘はずっと怠け者みたいに言われてきました。授業中にしんどくなっても、先生は『頑張れ』と言って保健室にも行かせてくれない。体育も無理矢理させられて、倒れると『根性なし』と言われてしまう。起立性調節障害に関する資料をそろえて、『うちの子どもは起立性調節障害だ』と学校の先生に訴えました。
今では、どの先生も理解してくれて、本人も学校生活が楽になりました。最近は、起立性調節障害サポートグループのホームページ（http://www.inphs-od.com/）の資料や新聞記事をそろえたものをセットにして、学年が変わるたびに先生に見せています。起立性調節障害の場合、親にも〝学校と闘う〟くらいの気持ちが絶対に必要です。学校は、なかなかわかってくれませんから」

新しい診断基準で治療方針の決定が簡単に

私たちが各方面で、「起立性調節障害か不登校かの見極めを、心身両面からしっかりとしてほしい」[4]と訴え続けて、25年以上が経ちました。最近では、医療機関だけでなく学校現場でも、起立性調節障害と不登校を区別して認識してもらえるようになりました。

私たちは、決して「起立性調節障害は怠けではないが、不登校は怠けだ」と言っているわけではありません。「起立性調節障害という身体疾患を診断することは、治療方針の決定に大切だ」と言っているのです。不登校のなかでも、対人不安[*]による不登校と診断がつけば治療方針が決定します。対人不安の治療は難しくても、治療方針に迷わないで済むのです。

ところが一方、不登校を伴う起立性調節障害は治療方針の決定が難しいのです。このような子どもたちは、すぐ体調を崩して遅刻や欠席をする、でも夕方はすごく元気になるわけですから、周囲の大人にしてみれば病気だとはなかなか理解できないし、また対応にも困るのです。このような場合でも、新しい診断方法を用いて身体診断を行い、しかも心の面からのサポートも同時にしましょうと私たちは提唱してきたのです。

＊今は「社会不安障害」といいます。

新しい検査方法と起立性調節障害の新しい理解

起立した直後に生じる異変への気づき

すでに述べたように、優れた検査法や診断法がなかったので、私も診療を始めた頃にはずいぶんと困りました。優れた検査方法がないか一生懸命に模索していたのです。

今から30年ほど前、ある子どもを検査していたときのことです。その子が寝た状態から起き上がった途端に、ひどく気分を悪そうにしていることに気づきました。よく症状を聞いてみると、「立った後、10秒間ほどクラクラして倒れそうだった。でもしばらくすると治った」と言いました。このような症状をもつ子どもを何人か続けて診察したので、〝ひょっとして起き上がった直後に血圧がひどく下がっているのではないか〟と考えたのです。

それまでの論文には、そのような記載は全く見当たりませんでした。なぜなら、起立して10秒以内という短時間で測定できる高性能で非侵襲的*な血圧計は存在しなかったからです。私はなんとしてでも起き上がった直後の血圧を簡単に測れないものかと思案していました。

画期的な非侵襲的連続血圧測定装置「フィナプレス」との出会い

ちょうどその頃、オランダで１心拍ごとの血圧を連続的に測定できる血圧計が開発されました。これは「フィナプレス」（75頁の図12参照）という血圧計ですが、アムステルダム大学のウィーリング博士はこれを使って、起立直後に一時的な血圧低下が生じることを見出し、一九九〇（平成二）年、東京で開催された国際自律神経学会において発表しました。

あたかも吸い寄せられるように入った会場で、その報告を目にした私は、このフィナプレスこそが、起立性調節障害の立ちくらみの原因を知る方法だと、飛び上がるほどに喜んだのです。

＊身体に針などを刺さず痛みを伴わない方法。

フィナプレスは通常の血圧測定のような圧迫感もなく、子どもにとって優しい検査機器なので安心して使えました。そこで私も一九九〇（平成二）年からフィナプレスを使った起立試験（フィナプレス起立試験）を開始しました。その結果、起立直後に大きな血圧低下があり、それに一致して、立ちくらみや眼前暗黒感*を自覚する子どもを数多く見つけたのです。立ちくらみの強い子どもほど、起立直後の血圧低下が大きく、血圧回復が遅れることがわかりました。[5]

新しい起立性調節障害の検査法の確立

このような起立直後の血圧低下を診断項目として確立するためには、健康な子どもと比較して統計学的な処理をする必要があります。そこで私たちは健常な小学1年生から高校3年生までのデータを集めて解析し、正常値と異常値の境界を決めました。これは私の共同研究者である山口仁博士が行いました。[6]

---

*目の前が暗くなったり白くなったりする感覚。

　その結果を図３に示します。健康な子どもは、起立直後に一過性の血圧低下を認めますが、平均で17秒という短時間で元に回復します。しかし、起立性調節障害のなかには起立直後に大きく血圧が低下して、さらに血圧がなかなか回復しない子どもがいることがわかりました（図４）。血圧が回復するのに25秒以上かかる場合、あるいは20秒以上でも平均血圧の低下が60％以上も強い場合には異常値と考えられ、これを起立直

図３

健常児の血圧・心拍数変動

誰でも起立時には激しい血圧変動がある！

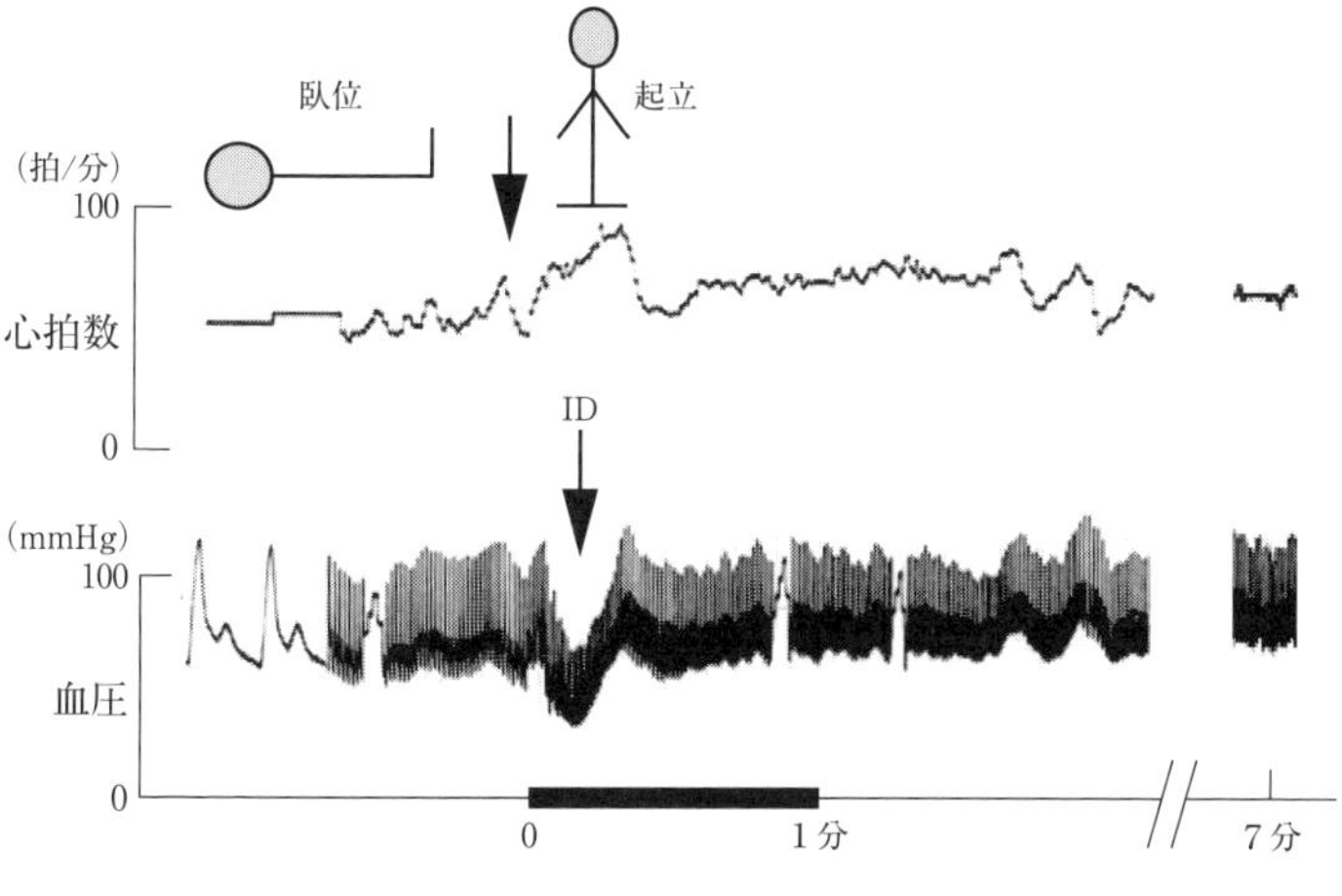

注：人が起立すると（図中の↓）、血圧は急激に低下する。これを初期低下（initial drop, ID）と呼び、健常児では平均で起立後17秒で回復する。

後の異常な低血圧の判定基準としました。偽陽性率*は4.3％と低く、特異性の極めて高い判定基準といえます。

「起立直後性低血圧」を世界に先駆けて報告

私たちは、大阪医科大学小児科を受診した起立性調節障害症状のある228名の小児・思春期の子どもたちにフィナプレス起立試験を実施したところ、44名がこの判定基準を満たしました。そこで新しい疾患概念として、「起立直後性低血圧」と命名し、一九九九（平成一一）年、ペディ

図４

起立直後性低血圧児の血圧・心拍数変動（軽症型）

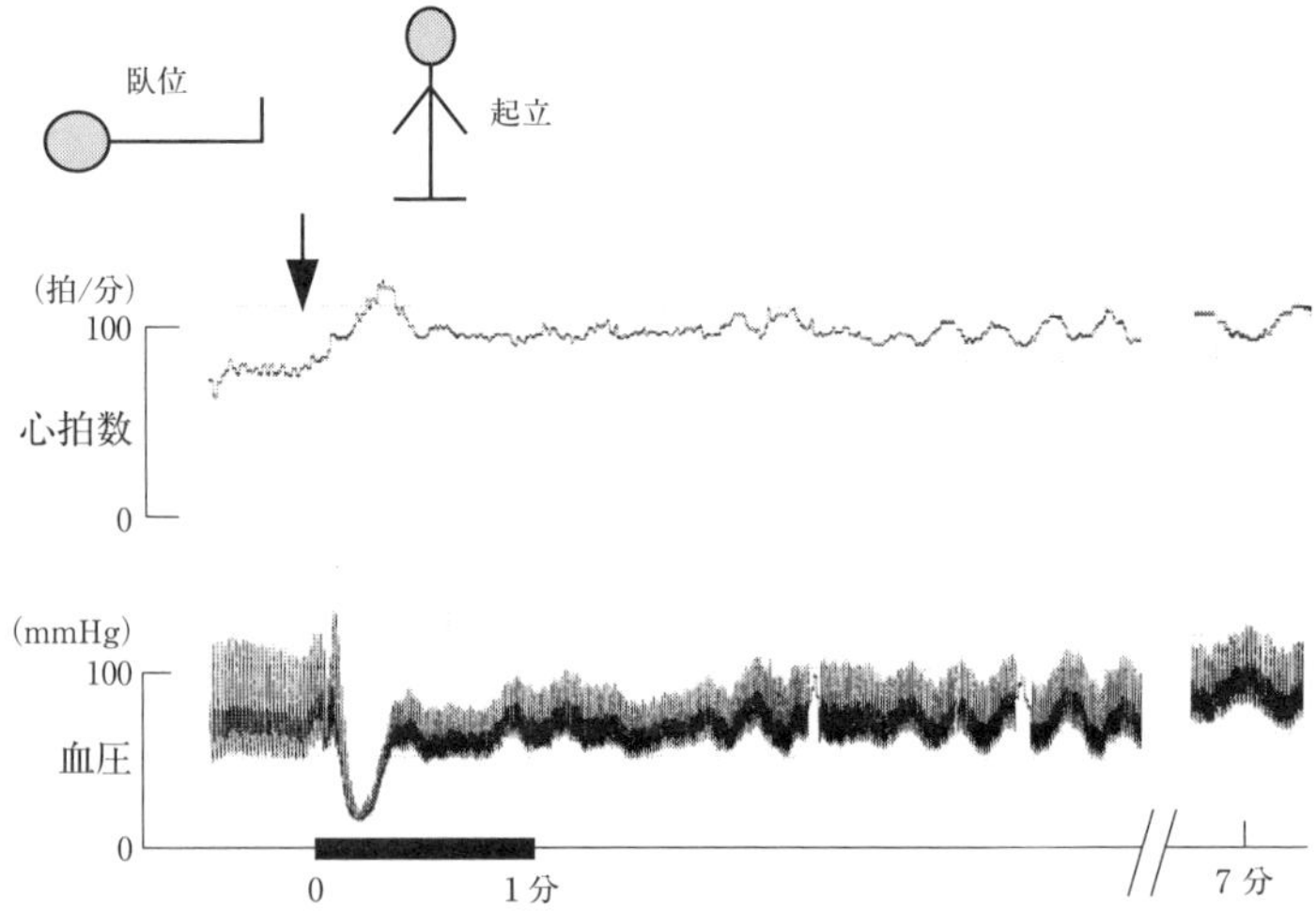

アトリック・リサーチ（Pediatric Research）という国際医学雑誌に報告しました。(7) 英語では、Instantaneous orthostatic hypotension（ＩＮＯＨ《アィノー》）と呼びます。表３に診断基準を示していますが、臨床症状が1か月以上続き、かつフィナプレス起立試験の基準を満たすものです。

ＩＮＯＨには、軽症型と重症型があります。軽症型は、起立直後に著しい血圧低下を来し血圧回復時間が25秒以上かかりますが、血圧はその後徐々に回復します。図４の子どもでは血圧回復に２分以上かかっていますが、数分後の血圧は正常です。ＩＮＯＨの７割がこの軽症型です。

一方、重症型では起立直後から持続的な収縮期血圧（最高血圧）の低下がみられます。また代償性の頻脈**があります。重症型はＩＮＯＨの約３割を占めます。起立直後の低血

＊偽陽性率とは、本当は正常であるのに、検査をすると異常になる確率。その逆に、本当は異常であるのに、検査をすると正常になる確率を偽陰性率といいます。いずれも低いほど、検査の信頼性が高いのです。

＊＊健常人では、自律神経の働きによって血圧を一定に維持する循環調節システムがあります。これを圧受容体反射機構といいます。例えば、急激な血圧の低下が起こると、心拍数を上げて血圧を高くしようとします。これを代償性の心拍増加といいます。

表3

起立性調節障害の各サブタイプの診断基準（図5を参照）

起立性調節障害には現時点で以下の４つのサブタイプが報告されている。表２の診断基準に示した身体症状が１か月以上続き、以下の検査所見があれば診断できる。

(1)　起立直後性低血圧

以下のような起立直後に強い血圧低下および血圧回復の遅延が認められる。

・起立後血圧回復時間≧25秒または、

・起立後血圧回復時間≧20秒かつ非侵襲的連続血圧測定装置で求めた起立直後平均血圧低下≧60％

「軽症型」は、起立中に血圧は徐々に回復する。

「重症型」は、起立後３～７分に収縮期血圧低下が臥位時の15％以上、または20mmHg 以上を持続する。

(2)　体位性頻脈症候群

起立中に血圧低下を伴わず、著しい心拍数増加が認められる。

起立３分以後心拍数≧115／分または、心拍数増加≧35／分

(3)　血管迷走神経性失神

起立中に突然に収縮期と拡張期の血圧低下ならびに起立失調症状が出現し、意識低下や意識消失発作を生ずる(図５、e 中↓ f)。

(4)　遷延性起立性低血圧

起立直後の血圧心拍は正常であるが、起立後３～10分を経過して収縮期血圧が臥位時の15％以上、または20mmHg 以上低下する。

圧は、鳥取大学の本多和雄博士がすでに成人の起立性低血圧（直後型）として報告されており、ＩＮＯＨと共通する点があります。今後は小児期、成人期を貫く研究が必要だと思われます。

起立性調節障害に数々のサブタイプが発見される

数多くの子どもたちにフィナプレス起立試験を行った結果、起立性調節障害には数種類のサブタイプが見つかりました（表３、図５）。「起立直後性低血圧」のほかに、「体位性頻脈症候群」「血管迷走神経性失神*」「遷延性起立性低血圧」などです。

「体位性頻脈症候群」は、起立中に明らかな血圧低下はないものの、心拍数の増加が著しいのが特徴です。起立後３分以上経過してからの心拍数が115／分以上か、心拍数の増加が35／分以上の場合をいいます。起立直後性低血圧の次に頻度の高いタイプです。

「血管迷走神経性失神」は、起立中、突然に収縮期血圧も拡張期血圧（最低血圧）も低

＊神経調節性失神という用語は、日本失神研究会や日本循環器学会、日本小児心身医学会の合意によって、より病態を明確に示す血管迷走神経性失神と改名された。

図 5

起立性調節障害のサブタイプ

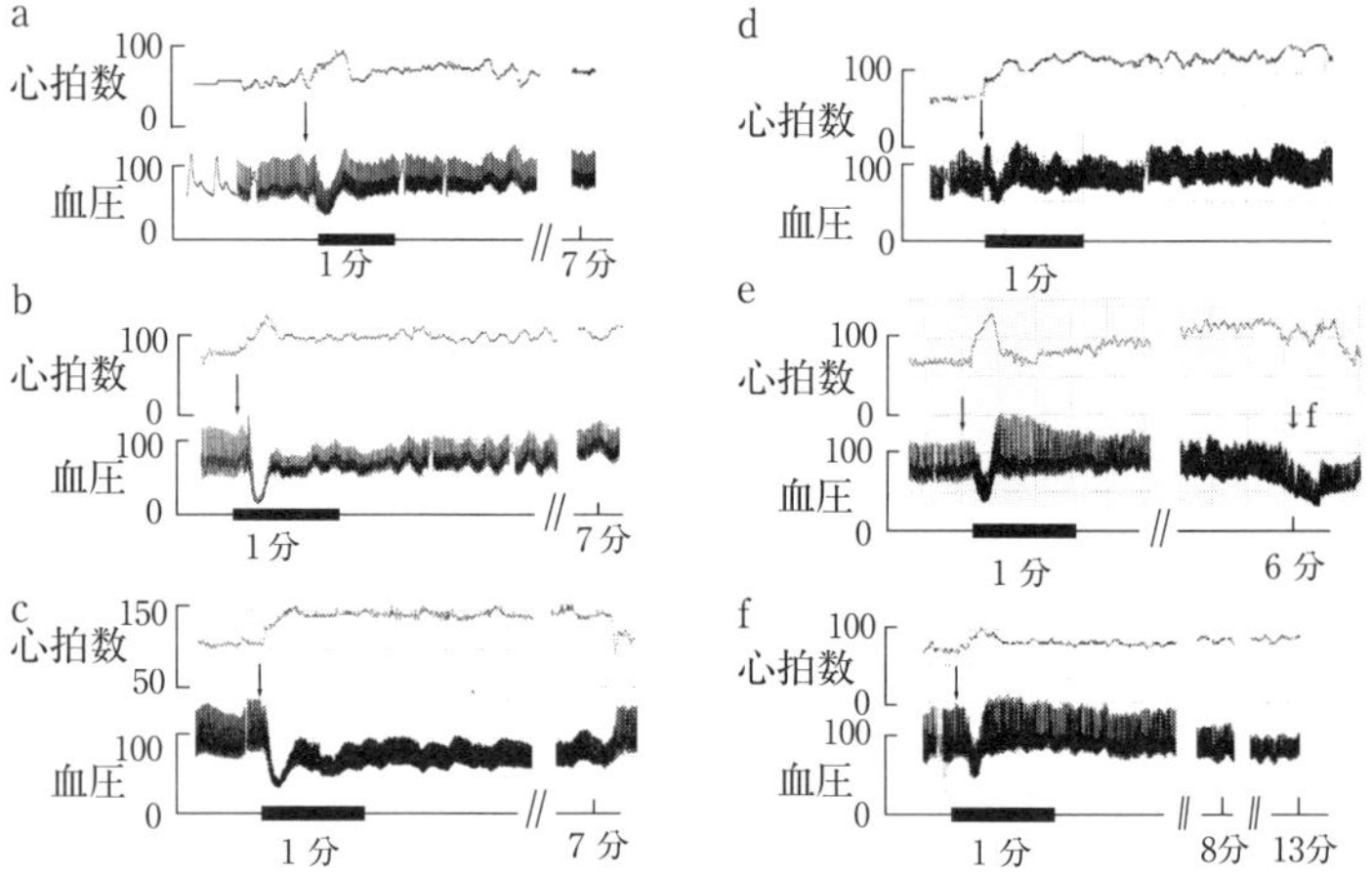

a：健常児の起立時心拍数血圧変化……人は起立すると（図中↓）一過性の血圧低下を生ずるが、ただちに回復しその後は臥位よりやや高い血圧で安定する。

b：起立直後性低血圧（軽症型）
c：起立直後性低血圧（重症型）
d：体位性頻脈症候群
e：血管迷走神経性失神
f：遷延性起立性低血圧

下し、意識レベルの低下や意識消失発作を起こします。失神する前に、顔面蒼白、冷や汗、徐脈を伴うこともあります。失神以外にも普段から起立性調節障害の症状を伴うことが多いのですが、それとは別に、日頃は全く健康なのに失神発作だけを繰り返し起こす子どももいます。前述の「起立直後性低血圧」「体位性頻脈症候群」、後述の「遷延性起立性低血圧」に伴って「血管迷走神経性失神」を生ずる場合が大部分です。

「遷延性起立性低血圧」では、起立後３～４分以上経過してから収縮期血圧が20 mmHg 以上低下します。頻度は比較的少ないタイプです。

このように血圧や心拍数の変化によって数種類の異なるタイプが現時点で知られているのですが、より新しい検査方法を導入することによって、もっと新しいサブタイプが見つかりつつあり、すでに日本自律神経学会で報告しています。いずれその詳細について紹介しようと考えています。

起立性調節障害の病態生理

身体のなかの血液の流れ

私たちが横になっているとき、血液を送り出す心臓と脳はほぼ同じ高さにあります（図６のa）。そのため血液が脳に十分に送られ、脳細胞は豊富な酸素と栄養分を得て、正常に機能することができます。

ところが、立ち上がって身体を縦にすると、重力の影響で体中の血液は下半身に移動してしまい、脳への血流は著しく低下してしまうことになります

図６

起立による循環の変動

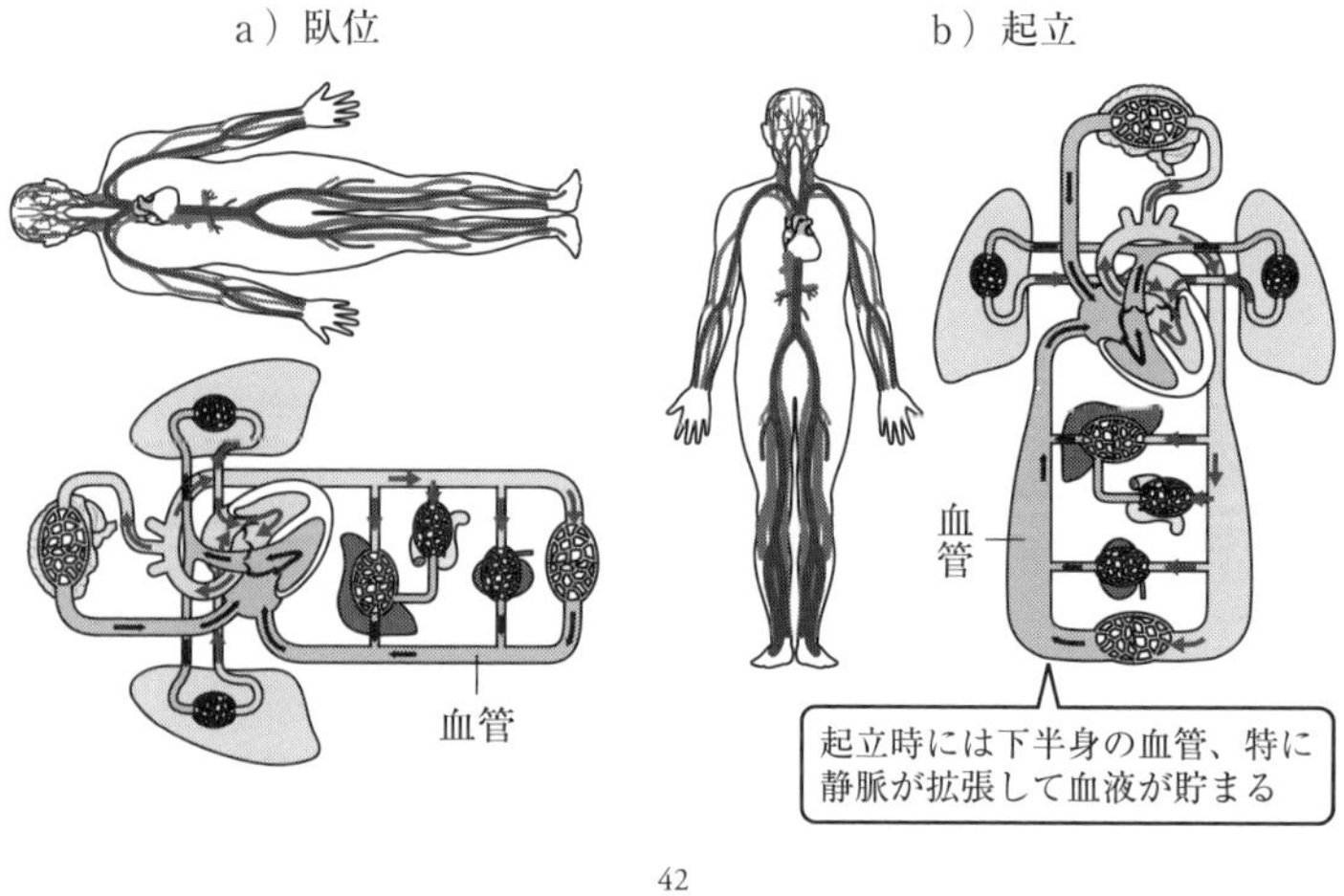
a）臥位
血管
b）起立
血管
起立時には下半身の血管、特に静脈が拡張して血液が貯まる

（図６のｂ）。

しかし、実際にそのような現象は起こりません。[8] 人間の身体には、もともとそうした事態を防ぐための代償システムが備えられているからです。健康な人の場合には、脳の視床下部と延髄にある自律神経センターからの指令により、下半身の血管が強く収縮し下半身への血液貯留が抑制されるため、脳への血流は確保されます（図７）。

この自律神経システムがなんらかの理由で十分に働かず、代償機構が破綻すると、立ち上がったときに脳への血流不足が起こり、立ちくらみやめまいなどの症状が現れるのです。これ

図７

中枢・末梢自律神経系による循環調節機構

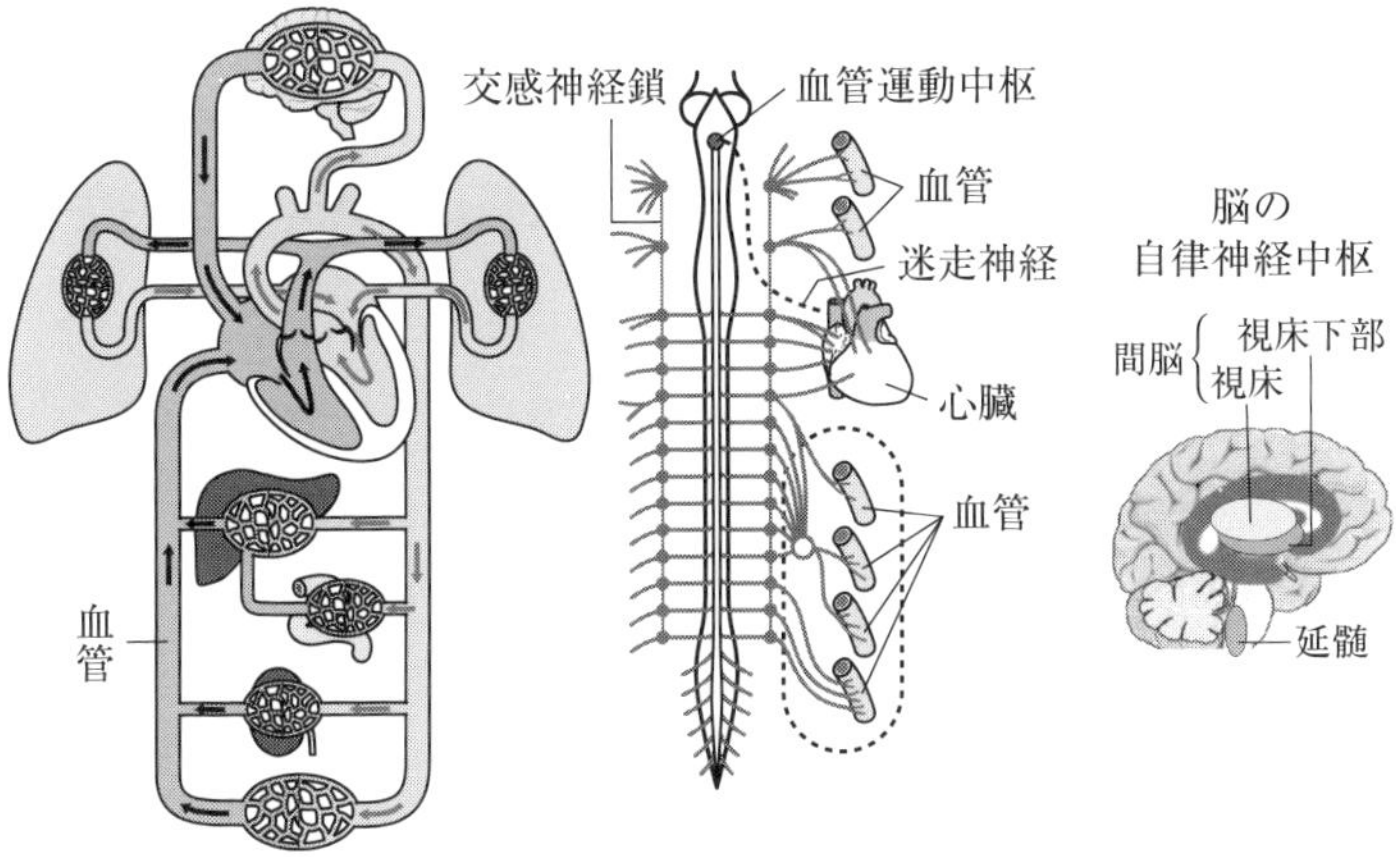

が起立性調節障害です。
起立性調節障害を悪化させる原因の一つに精神的ストレスがあります。ストレスが加わって不安が形成されると自律神経のバランスが崩れてしまうからです。

起立時の循環調節機構

血圧値は、「心拍出量」と「血管抵抗」の積（かけ算）で決まります。これは、中学校の物理で教えているように、「電圧＝電流×抵抗」と同じ理論です。電圧が「血圧」に、電流が「心拍出量」に、抵抗が「血管抵抗」に相当すると考えてください。生活習慣病では高血圧がよく問題になりますが、なぜ高血圧になるのかの理屈がこの式からよくわかります。

図8

血圧はこんな式で決まる

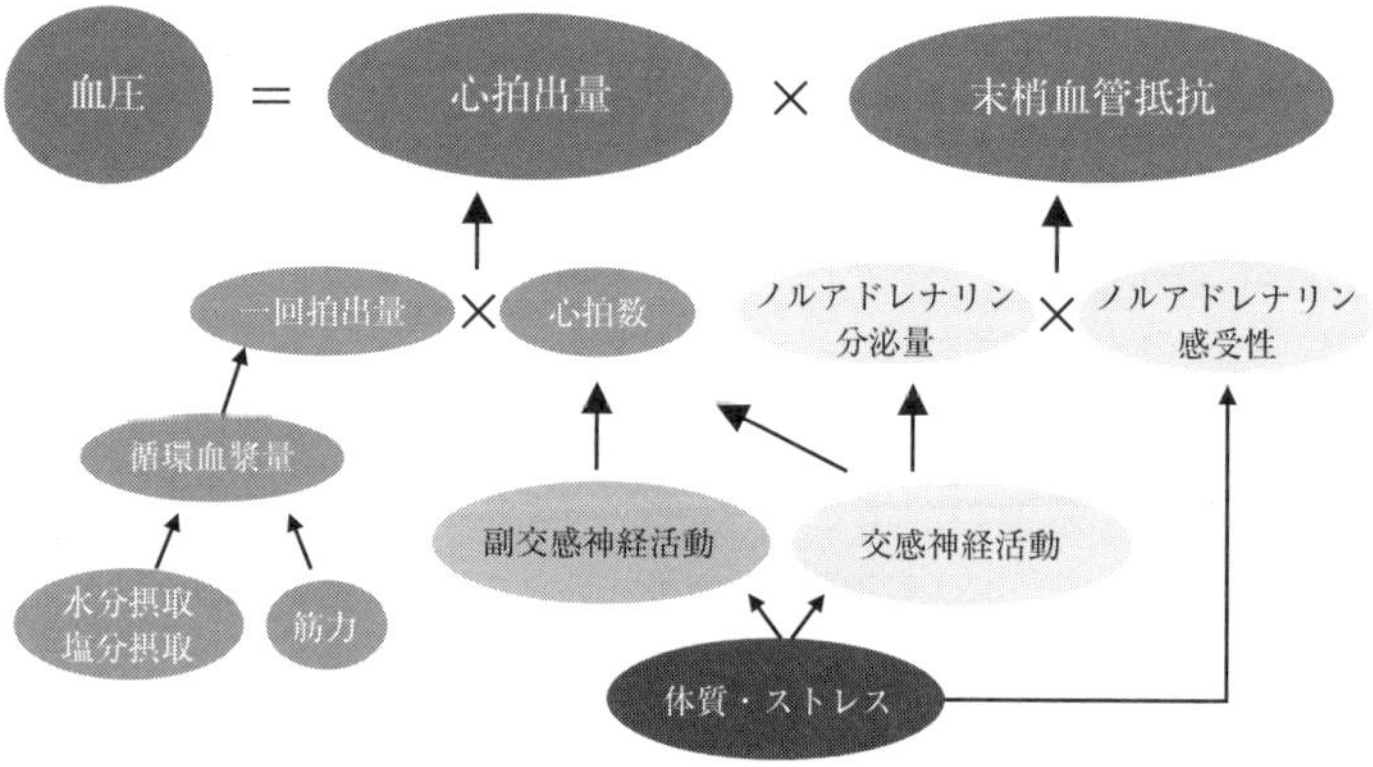

例えば、塩分の摂りすぎは、身体の血液量を増して、「心拍出量」を増やすので、血圧を上げます。また、寒い冬では血管が収縮して細くなるために、「血管抵抗」が高くなりますから、血圧が上がります。

「血圧」は主に「心拍出量」と「血管抵抗」で決まるのですが、「心拍出量」と「血管抵抗」を調節する機構は、実に複雑で非常に多くの因子に影響を受けています。それらの因子を図８にまとめました。最終的には、体質と心理社会的ストレス、交感神経、副交感神経、生活習慣ということになります。

血圧監視システム*は主に２つの自律神経反射機構、すなわち低圧系と高圧系の圧受容体反射**によって制御されています(9)。前者の低圧系反射は、循環血漿流量***の変化を監視します。一方、高圧系反射は頸動脈や大動脈壁に存在する圧センサー****によって動脈内圧の

*血圧監視システムとは、血圧を個人に合わせて一定のレベルに調節するモニター機構で、通常、収縮期血圧が100～140 mmHg に保たれるようになっています。

**圧受容体反射とは、血圧を一定に保つための自律神経システム。

***循環血漿流量とは、心臓や血管内の血液量から血球成分を除いた量。

****圧センサーとは、収縮期血圧を100～140 mmHg に保つために大動脈や頸動脈の壁に存在して圧力を感じ取る受容体のこと。

変化を監視します（図９）。
起立時には、約500～700 mlもの血液が上半身から下半身に急激に移動しますが、低圧系、高圧系反射の監視システムによって、血管が収縮し、心拍数が増加します。

図９

自律神経系圧受容体反射路

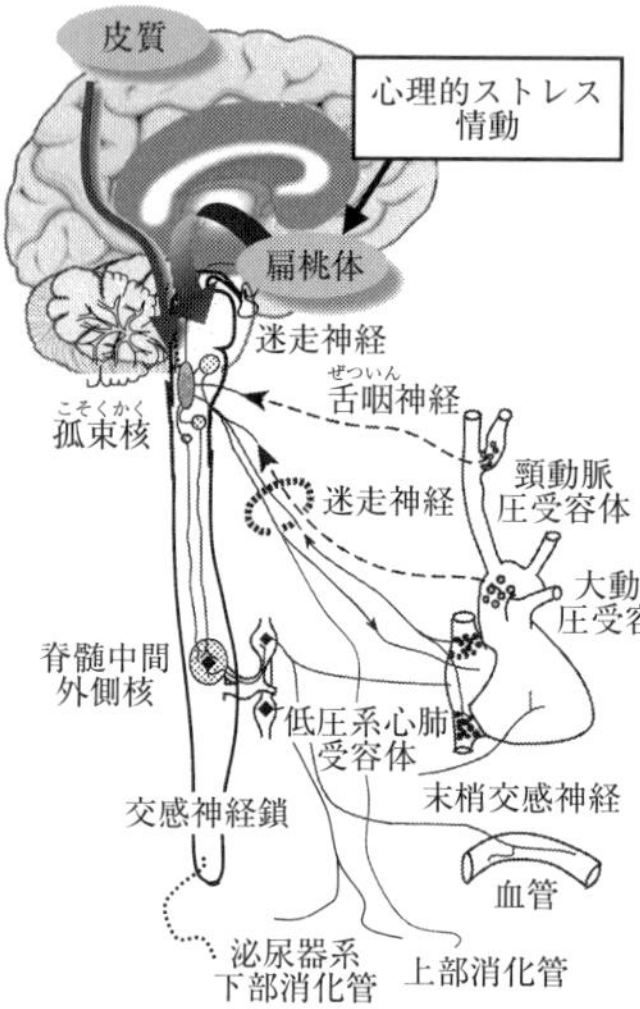

全身の血管および心臓は、自律神経に支配されています。自律神経には、副交感神経系（図破線矢印）と交感神経系（図実線矢印）があり、血管収縮や心臓の拍動や収縮力を調節します。血圧が高くなると、頸動脈と大動脈にある圧受容体が刺激されて、延髄にある血管運動中枢（孤束核）に信号が送られます。生体は血圧を下げるべく、その命令を脊髄中間外側核に送り、交感神経活動が低下し、その結果、血圧が低下します。延髄の孤束核は、より上位の中枢、すなわち、扁桃体や大脳皮質からの命令を受けて、循環調節を行っています。特に扁桃体では心理的ストレスなどによって生じた情動の影響を受けることから、ストレスによって血圧が変動します。

起立性調節障害における機能的欠陥

ところが、起立性調節障害では血管の収縮機能が悪いために、重力によって動脈（特に、筋肉内や内臓にある「細動脈」が大切）も静脈も血管が拡張します。細動脈が拡張すると、血管抵抗が下がり、血圧が低下します。また、静脈血管の収縮が悪いため下半身の血液貯留が著しく、静脈還流量*が少なくなり、心拍出量が低下し、血圧が下がります。

腹筋や足の筋肉は下半身に貯留した血液を心臓に押し戻す役目をしていますが、起立性調節障害ではこれらの筋力が低下していることが多く、血圧が低下します。また、起立性調節障害では循環血漿流量も少ないと考えられていて、血圧が下がることになります。専門的になりますが、もう少し詳しく述べましょう。

①　動脈の収縮が悪い病態——起立直後性低血圧

前にも述べたように、人が起立した直後に血圧は急激に下がります。これに対して

*静脈還流量とは、心臓に戻ってくる血液量。

自律神経系は、交感神経活動を増加させ神経末端からノルアドレナリンを放出します。ノルアドレナリンは血管収縮作用が強い物質で、血圧を上昇させます。

私どもの研究によって、起立直後性低血圧の子どもたちは起立直後のノルアドレナリンの分泌が悪いことがわかりました。なぜこのような不都合が起こっているのかは詳しくはわかっていませんが、脳にある自律神経中枢（視床下部―孤束核系）が変調を来して交感神経活動が弱っていると考えられます。さらに、この部位は心理社会的ストレスの影響を受けやすく、これも関係していると思われます（図９）。

② 静脈の収縮が悪い病態

起立時に下半身への血液貯留が著しい場合、静脈還流量が低下するので心拍出量は低下します。これに対して、身体は心拍出量を維持するために心拍数を激しく増加させようとします。この病態がサブタイプの体位性頻脈症候群と考えられています。静脈還流量が低下すると下大静脈径が細くなったり[10]、心臓内の血液量が少なくなり心臓の形が小さくなることがあると報告されています[11]。また、体位性頻脈症候群では、米国のロバートソンらが報告しているようにノルアドレナリントランスポーター*の遺伝子異常によって生ずるタイプもあります。

さらにこの状態で、心拍出量の低下に代償的な血管抵抗の上昇が追いつかなくなれば、遷延性起立性低血圧を起こします。また、起立直後性低血圧にこのような事態が加われば、血圧低下は起立中持続することになります。これを重症型の起立直後性低血圧と呼びます。

③　心臓神経反射の関与する病態——血管迷走神経性失神

いわゆる脳貧血のような症状を繰り返す病態です。起立時の静脈還流量が低下し、過剰な心室収縮や激しい心拍増加が起こると、心臓を支配している自律神経が反射的に興奮して、自律神経活動をストップさせてしまいます。結果として、急激な血圧低下や徐脈が起こり、場合によっては失神発作、けいれん、ときには心停止が起こります。

程度の軽い血管迷走神経性失神であれば４割の人が成人するまでに経験するといわれており、治療の必要はありませんが、たびたび再発したり程度の強い子どもでは注

＊ノルアドレナリンを再取り込みするための運搬体。

意が必要です。また、起立直後性低血圧や体位性頻脈症候群に血管迷走神経性失神を起こすことがあり、治療が必要です。

④ サブタイプ間での移行はあるのか？

起立性調節障害の子どもは、今述べたように3つのサブタイプのどれか1つだけをもっていることもありますが、タイプが変化することもあります。起立直後性低血圧を起こしていた子どもが体位性頻脈症候群に移行したり、その逆になったりします。タイプに応じて自覚症状やその程度が変化することもあります。したがって、症状が変わればその都度、検査をする必要があります。

起立性調節障害の病態生理に関するQ＆A

Q1 「自律神経」は、いったいどんな役割をしているのですか？ 目で見えるような神経なのですか？

A1 私たちの身体は、常に物理的な刺激にさらされています。朝目が覚めたら身体を起こす、トイレで排尿する、朝食を摂る、学校や会社まで歩いたり、走ったりする、仕事では頭を使う、人間関係がうまくいかずカッカする、夜になったら身体を横にして睡眠する。実はこのような日常生活の、あらゆるシーンで自律神経は活躍しています。

自律神経のセンターは、脳の中心部分の間脳と呼ばれる場所にあります（43頁の図7参照）。そこから自律神経線維が出て全身に張りめぐらされています。自律神経線維には、大ざっぱにいえば、交感神経線維と副交感神経線維があります。交感神経系は、身体を活性化させるために、血圧を上げたり心拍を速めたりします。車でいうとアクセルの働きをします。一方、副交感神経系は、身体を休める働きをします。血圧や心拍数を下げ、腸管の運動を高めて栄養分を補給します。ブレーキの働きをするのです。自律神経の働きがうまくいかないと、身体がうまく機能しなくなり、身体にさまざまな症状が現れたり、病気になってしまいます。

Ｑ２　起立性調節障害は、起立したときに脳や全身への血液の循環がうまくいかない病気だということですが、なぜ、４つもサブタイプがあるのですか？

Ａ２　起立性調節障害は起立したときに、内臓、脳、筋肉、皮膚へ血液がうまく流れない病気です。この原因はいろいろとありますが、血液の流れを制御しているいろいろな身体のメカニズムが調子を崩しているのです。

それでは、ある機械を作っている工場に例えて話をしてみましょう。その工場では、部品A、部品B、部品Cを別々の部署で作っていました。部署Aでは、部品Aを一定の生産スピードで作っていましたが、あるとき、一度に何名かの欠勤者が出てしまい、部品Aの生産速度が遅くなりました。事情のわからない出荷担当者は、全部の部署にもっと生産をスピードアップするように指示を出したところ、部署Bと部署Cはどんどん部品を作り続けてしまいました。その結果、部品Bと部品Cが生産過剰になってだぶついて、保管する倉庫があふれているのですが、完成品は全く出庫されていません。本社からは「どうなっているんだ!」と矢のような催促が来て、工場では大混乱になっています。

起立性調節障害ではこのようなイメージをしてもらえばいいでしょうか。工場のどの部署がやられるかによって弊害の表れ方が異なるように、起立性調節障害でも、どの部位の障害かによってサブタイプが異なるのです。例えば、部品Aを血管、部品Bは心拍数、部品Cは循環血漿流量と思ってください。循環血漿流量が少なくなっている「体位性頻脈症候群」では、心拍数が異常に増えて、手足の血管が収縮して手足が冷たくなるのです。

ちなみに4つのサブタイプとは、「起立直後性低血圧」「体位性頻脈症候群」「血管迷走神経性失神」「遷延性起立性低血圧」です。

引用・参考文献

(1) Brück K und Oltmann D. Zur Diagnostik und Therapie der orthostatischen Dysregulation des Kindes. Prfung des Prparates Carnigen. *Monatschr Kinderhk*, 105 : 7-12, 1956

(2) 宮本信也「思春期をめぐる諸問題―医療と教育の立場から　不登校の理解と対応」『日医雑誌』129：1569-1573, 2003

(3) 冨田和巳『学校に行けない／行かない／行きたくない―不登校は恥でもないが名誉でもない―』へるす出版、2009

(4) 田中英高・山口仁・竹中義人・岡田弘司・二宮ひとみ・美濃真・玉井浩「登校拒否か？起立性調節障害か？（フィナプレス起立試験法を用いた不登校の心身医学的鑑別診断と治療成績の検討）」『子どもの心とからだ』7：125-130, 1990

(5) 田中英高・山口仁・金泰子・美濃真・竹中義人・小西和孝「思春期不定愁訴患者における起立瞬時の血圧低下について」『日本小児科学会雑誌』97：941-946, 1993

(6) Yamaguchi H, Tanaka H, Mino M. Beat-to-beat Blood Pressure and Heart Rate Responses to Active Standing in Japanese Children. Acta Paediatr, 85 : 577-583, 1996

(7) Tanaka H, Yamaguchi H, Matsushima R, Tamai H. Instantaneous orthostatic

hypotension in children and adolescents: a new entity of orthostatic intolerance. Pediatr Res, 46：691-696, 1999
（8）Bevegard BS, Holmgren A and Jonsson B. The effect of body position on the circulation at rest and during exercise, with special reference to the influence on the stroke volume. Acta Physiol Scand, 49：279-298, 1960
（9）Blomqvist CG. Orthostatic hypotension. In：Chatterjee et al. edt., Cardiology. Philadelphia, JB Lippincott Co., 1129-1143, 1991
（10）木野稔・小島崇嗣・小林陽之助「起立性調節障害における血中カテコラミン・エンドセリン動態と下大静脈径」『自律神経』33：306-311，1996
（11）阿部忠良・大国真彦「起立性調節障害（ＯＤ）とsmall heartの関係について」『自律神経』13：131-137，1976

第3章

起立性調節障害の子どもたちのＳＯＳサインを見逃すな

起立性調節障害は「怠け病」に誤解される

今まで述べてきたように、起立性調節障害という病気は、立ちくらみ、疲労感、頭痛などの症状がありますが、それにもかかわらず、周囲の人に気づかれにくく、診断が遅れる場合が少なくありません。

また、医療機関にかかっても適切に診断されずに、治療が遅れることがあります。そこで、起立性調節障害のＳＯＳサインを見逃さないために、どのような点に注意すればよいのか、ひろし君とたろう君を振り返りながら、考えていきましょう。

「夜更かし朝寝坊」を「怠け癖」と決めつけない

起立性調節障害の子どもをもつ保護者の方は異口同音に言われます。「先生、起立性調節障害は病気なのですか？　どこから見ても怠け癖のようにしか見えません」「もう少し早く寝れば、朝早く起きられるのでしょう？」「夜遅くまでグズグズしているのが原因だと思います」「無理をしてでも朝もっと早く起きれば、疲れて早く寝られるでしょう？」「早起きをすればいいのではないですか？」等々――。

　これらの意見は当たっているところもあります。ひろし君もたろう君もそうでした。起立性調節障害の子どもの行動を見ていると、夜は楽しそうにテレビを見たり、音楽を聴いたり、ゆっくりと風呂に入ったりして、ひととおり自分の楽しみがすんだと思ったら宿題をし始めるといった状況ですから、どんどん就寝時間が遅くなります。

　このような子どもの姿を見ていると、「夜更かしが原因だ。病気なんかではない！」という気持ちになるのも無理はありません。やっと寝たのかと思ったら、布団に入って携帯電話でメールのやりとりをしているということもよくあります。子どもたちに聞いてみると、「布団に入ってもなかなか寝つけないので、ケータイをやったり、ＣＤを聴いたりする」と弁明します。

　実際に、起立性調節障害の子どもの8割に「朝起き不良」「寝つきの悪さ」があり、生活リズムが乱れていますが、起立性調節障害でなくても、夜遅くまでゲームをして遊んでいれば、朝起きられなくなっても当たり前です。

　では、起立性調節障害の朝起きの悪さといわゆる朝寝坊とは、いったいどこが違うのでしょうか？

その違いが最近、はっきりしてきました。前に述べた起立試験を起立性調節障害の子どもに実施すると、午前は午後に比べて検査結果が悪いのです。

図10を見てください。これはひろし君に午前10時（図10左）と午後7時（図10右）に起立試験をした結果を示しています。朝の10時では、臥位（身体を横にしている状態）の血圧は、86／48。立ち上がったら、58／40まで下がりました。ところが、その日の午後7時に同じ検査を繰り返して行ったところ、臥位の血圧は96／44。収縮期血圧は10mmHgも上昇しました。そして立ち上がったら88／44でした。起立後の収縮期血圧は30mmHgも改善しています。また、起立

図10

起立性調節障害の子どもは朝起きられないのに、夕方は元気なわけ

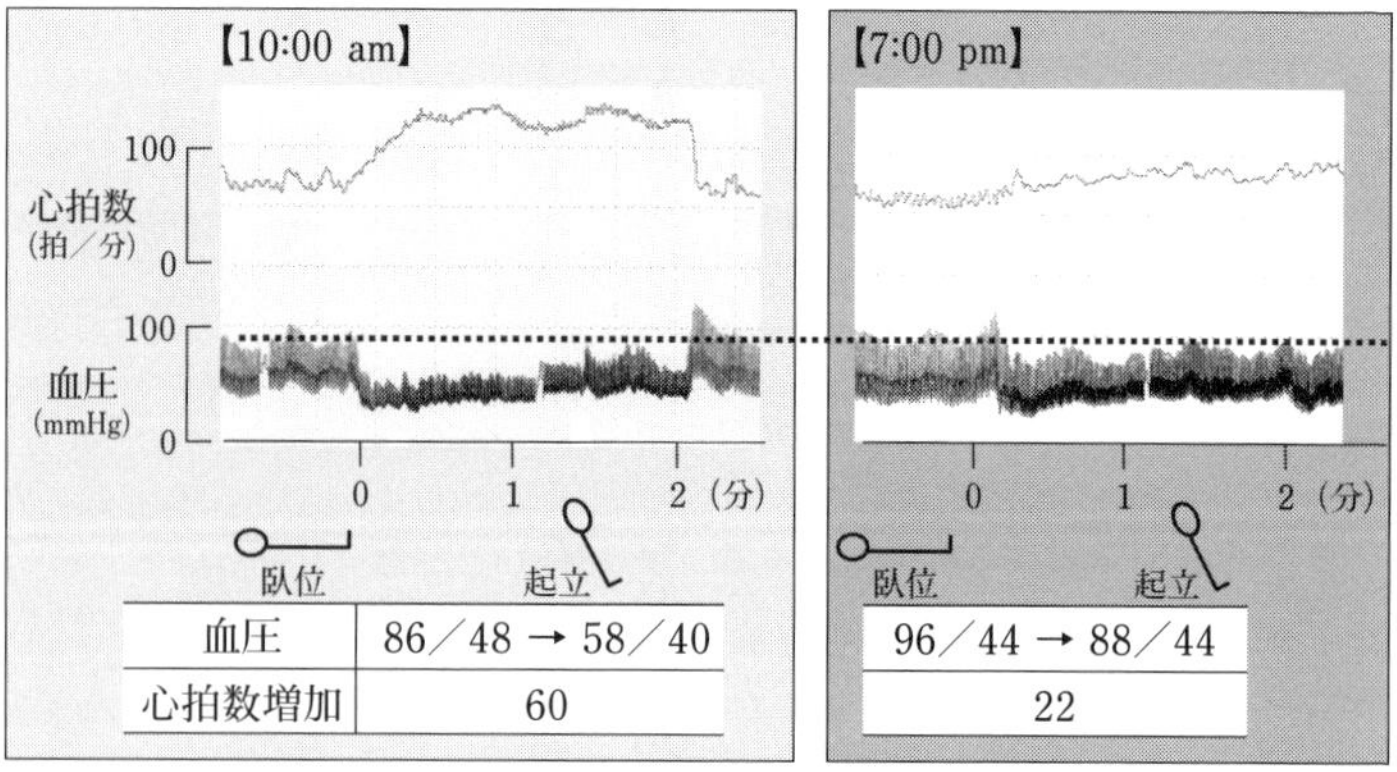

【10:00 am】

血圧	86／48 → 58／40
心拍数増加	60

【7:00 pm】

96／44 → 88／44
22

時の心拍数増加は、朝は60拍も増えて動悸がひどくなるのですが、夜には22拍しか増加していません。同じ1日でも、午前と午後で起立試験の結果がこれほど異なるのです。

一方、健康な子どもの朝寝坊では、このような朝夜の違いは見られません。ひろし君が朝起きられないのに夜は元気で過ごすことができるのは、このような血圧、脈拍の日内変化があることが原因なのです。夜更かしの朝寝坊と片付けずに、〝ＳＯＳサインかもしれない〟と考えることが大切です。

成績の低下を単なる勉強嫌いと考えない

ひろし君もたろう君も中学になって成績が悪くなりました。集中力も悪くなり、勉強も30分以上持続できません。しかしそれは、勉強嫌いが原因ではありません。勉強中は脳を使うので、脳血流を増加させて酸素や栄養分を補給します。子どもでは大人と比べて2倍、思春期では1.3倍も血流が多いといわれています。しかし、起立性調節障害では体位変動による循環調節が悪く脳血流が低下しやすいので、当然、思考力・集中力が低下します。成績が悪くなったのは学習態度の問題ではなく、脳血流低下による脳機能の低下に原因があると思われます。

子どもは心のストレスを言葉にしにくい

起立性調節障害は身体の病気ですが、心のストレスによって悪化することがわかっています。ストレスを心のなかに溜めると誰でも体調が悪くなりますが、もともと起立性調節障害のような体質のある子どもは、あっという間に病状が悪化するので注意が必要です。

しかし、子どもは自分の悩みや心の葛藤を整理して言葉にすることに慣れていません。しかも、「学校で恥をかいた」などの出来事は、プライドが許さず、つらくても親には言わない子どもが多いのです。前述の調査（14頁）でも明らかなように、「学校で恥をかいたことがある」と感じた子どもは52％ですが、保護者は18％しか認識していません。つまり、約3分の2の子どもは親に言っていないのです。

起立性調節障害の子どもが、学校で恥をかいたり友達にいじめられたりすると、親が気づかないうちに、あっという間に深刻な事態になってしまうのです。起立性調節障害の症状に親が気づいたら、「何か心配事でもあるんじゃないの？」と水を向けることが大切です。

教師からの「頑張りがない」「不登校では」という指摘は要注意

起立性調節障害は不登校を伴いやすく、症状もかなり似ています。起立性調節障害と不登校の区別は本当に難しいものです。不登校の原因はさまざまですが、〝家庭の問題だ〟と思っている学校の先生は少なくありません。たろう君のように、「家庭でもめ事でもあるのでは？」などと言われると、親も心が穏やかではいられません。しかも、ひろし君のように、「夜は元気で、バラエティー番組を見てゲラゲラ笑っている」という状況では、親も腹が立ってきて「怠け病」と思ってしまいます。〝身体の病気ではないか〟と疑うことすらなくなります。しかし、朝にグズグズして遅刻気味になったり、欠席が始まったら、最初に起立性調節障害を考えてみましょう。

医療機関でも「病気ではない」「うつ病」と診断されることも

起立性調節障害の子どもが医療機関を受診しても適切に診断されない場合が今でもあります。前にも述べたような新しい診断方法がまだ十分に普及していないからです。もし、「身体の病気ではない」と言われた場合、起立性調節障害を診療できる医療機関（小児科専門医がいる医療機関など）を受診してみることをお薦めします。

少し前に、北海道で中学生の約1割が「うつ」と診断されたという報道がありました。

真偽のほどはさておき、こんなセンセーショナルな報道等により、起立性調節障害がたびたび「うつ病」と診断されています。抗うつ薬などが使用されてしまうと副作用で起立性低血圧が起こることもあり、かえって悪くなることも稀ではありません。ますます起立性調節障害の診断が遅れてしまうことになります。先ほどのたろう君のケースがこれにあたります。

起立性調節障害とうつ病を見分けることは大切なことです。正確な判断は「子どもの心の診療医*」に任せる必要があります。

しかし、次のような点に注目することで大まかな判断が可能です。起立性調節障害では、午前中〜昼過ぎまで元気がなく無気力ですが、夜になると普段のように元気になりバラエティー番組を見たり好きなゲームに興じて笑ったりします。一方、夜になっても活気が回復せずぐったりして、意味もなく涙を流したりイライラが強いようならうつ病の可能性が高くなります。

以上のように、起立性調節障害の知識不足や周囲の誤解も重なって、せっかく子どもたちからSOSサインが出ていても気づかれるまでに、何年もかかるケースも少なくないのです。この節で述べたことをよく知って、診断と治療が遅れないようにしたいものです。

起立性調節障害の子どもに見られる心の問題

発症前から潜在している心の特徴

一般的に、起立性調節障害の子どもたちは、細やかな心配りができて、周囲の人たちにとても気を遣う性格傾向があります。この傾向は幼稚園や小学生のときから見られることが多く、先生たちにも「よくできる子」と評価されるようです。多くの保護者は「小さいときには、手を煩わすことは少なかったように思います」と話されます。

また、学校などの集団生活においても自分の感情を抑制し、友達に合わせて行動した

＊二〇〇九（平成二一）年以後、国は子どもの心の診療に携わる医師の養成を継続しています。開業小児科医、病院小児科医、児童精神科医などがそれぞれの専門性に合わせて診療に携わるように制度が整いつつあります。詳しくは近隣の小児科専門医にお問い合わせください。

り、周囲の期待に応えようとします。「ノー」と言えないタイプです。このような性格傾向を「過剰適応な性格」と呼ぶことがあります。このタイプは意思表示やわがままが少ないのですが、その分、慢性的なストレスを無意識に溜め込んでしまうといわれています。「もっと親に甘えたい」「もっと自分を見てほしい」という依存欲求が満たされていない状態です。

その一方で、これとは行動特性のかなり異なる「発達障がい」の子どもたちが起立性調節障害を発症することは珍しくありません。この子どもたちはこだわりが強かったり、友達とのコミュニケーションをとるのが得意ではなかったりします。保護者のなかには、幼児期から「子育てが難しい」と感じている人もいます。そのため、ついつい子どもをきつく叱ってしまい、親子関係が破綻していることもあります。学校でもたびたびトラブルを繰り返すことがあります。そうなると「自分はダメな人間なんだ」と思いがちで、自信喪失し自尊感情が低下します。このことが自律神経系に悪影響を与え、起立性調節障害を悪くしてしまいます。

発症後に新たに起こる心の問題

幼児期からさまざまなストレスを心に溜め込んでいると、起立性調節障害の発症に伴って心のうっぷんが一気に吹き出してきます。身体がつらくて一人で苦しんでいるのに、保護者や学校の先生から「怠けてないで、頑張りなさい。いったい、どうなってしまったの」と批判されると、ついには心のひもがプツンと切れてしまいます。それまで鬱積していた反抗心や敵意、そして何よりもっと甘えたいという依存心が吹き出してきます。

親に甘えたい、でも反発したいという両価的感情の間で揺れ動き、精神的にかなり不安定になります。家の物を壊したくなって大暴れをすることもありますし、「うるさいな！」「放っておいてくれ！」と言って、親に殴りかかってくることもあります。

保護者は対応の仕方もわからず、自制心を失い、売り言葉に買い言葉の応酬となります。繰り返しこのようなことが起こると、子どもは部屋にひきこもるようになり、長くて苦しい闘いになる場合もあります。

子どもの心を安定させるには

全体的にみると、病院を受診する起立性調節障害の子どもには不登校が50～60％合併しています。治療によって起立性調節障害は徐々によくなってきますが、不登校のほうはすぐには改善しないので、ひきこもりが長期間続くことになります。子どもの行動を理解できずに、責めたり小言を言い続けていれば、親子喧嘩が延々と続き、起立性調節障害はいつまでも治りません。その反対に、もし保護者が「心の平静」を取り戻して、ゆっくりと見守ることができたならば、子どもも徐々に平静を取り戻し、体力が回復し始めます。これまでの臨床経験からの実感ですが、子どもの心の安定には、保護者の心のもち方も大きく影響しているように思われます。

第4章

診断と治療はこう行われる

新しくなった診断法と治療法
——日本小児心身医学会が作成した小児起立性調節障害診断・治療ガイドライン

これまで述べてきた話から、起立性調節障害はおおよそこんな病気だということがおわかりになったかと思います。ひろし君やたろう君のように医療機関でも診断が難しいケースが少なくありません。以下に、その理由について説明しましょう。

一九六〇年代から、起立性調節障害の診断には前に述べた診断基準が使われていました（25頁の表2参照）。これは大症状と小症状の項目から構成されていますが、15項目中11項目が自覚症状です。検査の異常値がなくても自覚症状が3〜4つあれば診断できることになります。自覚症状だけで診断できるので大変に便利でした。

ところが、その後20年ほど経ってから批判が出てきました。起立性調節障害の診断を決定づける検査方法がなく、自覚症状だけでは不登校などの心因性の問題と判別できなかったからです。その結果、「起立性調節障害と診断されたのに実は不登校だった」とか、

「起立性調節障害なのに不登校として放っておかれた」という現象が起きたのです。

起立性調節障害の本質は心身症であり、「身体」と「心」の両面からアプローチする必要がありますが、その新しい考え方に基づいた診断・治療が開発されていなかったのです。そこで、日本小児心身医学会では日本全国どの医療機関でも同じ方法で適切な診断ができるように、「小児起立性調節障害診断・治療ガイドライン」*(1)（以下「ガイドライン」という）を作成し、二〇〇六（平成一八）年九月に発行しました。**これによって診療現場において、診断や治療方針に混乱が少なくなってきました。また二〇一五（平成二七）年には、診断法をさらに正確かつ簡便にするため改訂版を出版しました（ただし治療法には変更がありません）。本章ではその内容に触れながら、実際に医療機関でなされている診断と治療について解説します。

＊ガイドラインは、日本小児心身医学会会員になれば会員専用ホームページからダウンロードできます。
＊＊小児起立性調節障害診断・治療ガイドラインは、日本小児心身医学会が発行しましたが、ＯＤに携わる他学会の医師たち（主に日本自律神経学会会員）も作成に関する会議（ｉｎｐｈｓ研究会）で討議し、その意見を含めて作成しました。

診断の手順

どんな病気にも当てはまりますが、診断にはまずは患者さんから症状を十分にうかがう必要があります。起立性調節障害では、特に時間をかけて医療面接をします。しかし、子どもはなかなか自分の症状を的確に表現することができません。まして面接に保護者が同席していると、子どもは言いたいことも言えません。そこで、親と子を別々に面接する（ここでは、親子別個面接といいます）方法があります。もし、了解されたら子どもから先に面接します。

子どもが診察医の顔を正面から見ないで、少しでもリラックスして答えることができるような工夫を考えることも必要です。例えば、電子カルテの画面上で症状のチェックリストを見てもらいながら、診察医が読み上げてそれに答えてもらうのです。すると、子どもはそのチェックリストを見ながら返事をするので、診察医の顔を見なくてもすむのです。たいていの場合、あまり緊張もせず、すらすらと答えてくれます。

さて、実際の診断の手順について触れましょう。図11の診断アルゴリズムにまとめていますが、診断は大きく分けて、次の３つのステップを踏みます。

1　鑑別診断
2　サブタイプと重症度の決定
3　心理社会的因子関与の有無の評価

以下、順番に説明します。

鑑別診断（起立性調節障害によく似た症状を起こす他の疾患を発見する）

まず最初は、起立性調節障害以外の病気にかかっていないか鑑別することです。他の疾患が潜在しているために起立性調節障害と類似の症状を出すことがあります。例えば、鉄欠乏性貧血、甲状腺機能異常、またまれに脳腫瘍、副腎機能低下、心筋症、肺動脈性肺高血圧症などがあります。これらを見逃さないために、医療機関では通常、血液生化学検査（内分泌検査を含む）、胸部レントゲン検査、心電図検査など、最小限の検査を行います。必要に応じて脳ＣＴや脳ＭＲＩの検査を行って脳内病変を調べることもあります。

（注１）

OD身体症状項目

（項目が３つ以上当てはまるか、あるいは２つであってもODが強く疑われる場合には、アルゴリズムに沿って診療する）

１．立ちくらみ、あるいはめまいを起こしやすい
２．立っていると気持ちが悪くなる、ひどくなると倒れる
３．入浴時あるいは嫌なことを見聞きすると気持ちが悪くなる
４．少し動くと動悸あるいは息切れがする
５．朝なかなか起きられず午前中調子が悪い
６．顔色が青白い
７．食欲不振
８．臍疝痛をときどき訴える
９．倦怠あるいは疲れやすい
10．頭痛
11．乗り物に酔いやすい

（注２）

検尿、便潜血、検血一般、電解質、腎機能、肝機能、甲状腺機能、心電図、胸部X線（または心臓エコー）など

（注３）

脳波検査やホルター心電図で異常が見つかっても、それだけで患者の症状が説明しきれない場合には、新起立試験に進む

HUT（head-up tilt）：ヘッドアップティルト試験

（注４）サブタイプ判定

・起立直後性低血圧
・体位性頻脈症候群
・血管迷走神経性失神
・遷延性起立性低血圧

（注５）異常なしでも

起立時の自覚症状が強ければ、１～２週後に再度新起立試験

出典：日本小児心身医学会「小児起立性調節障害診断・治療ガイドライン」『小児心身医学会ガイドライン集 改訂第２版』南江堂、31、2015

図11

起立性調節障害（OD）ガイドライン診断アルゴリズム

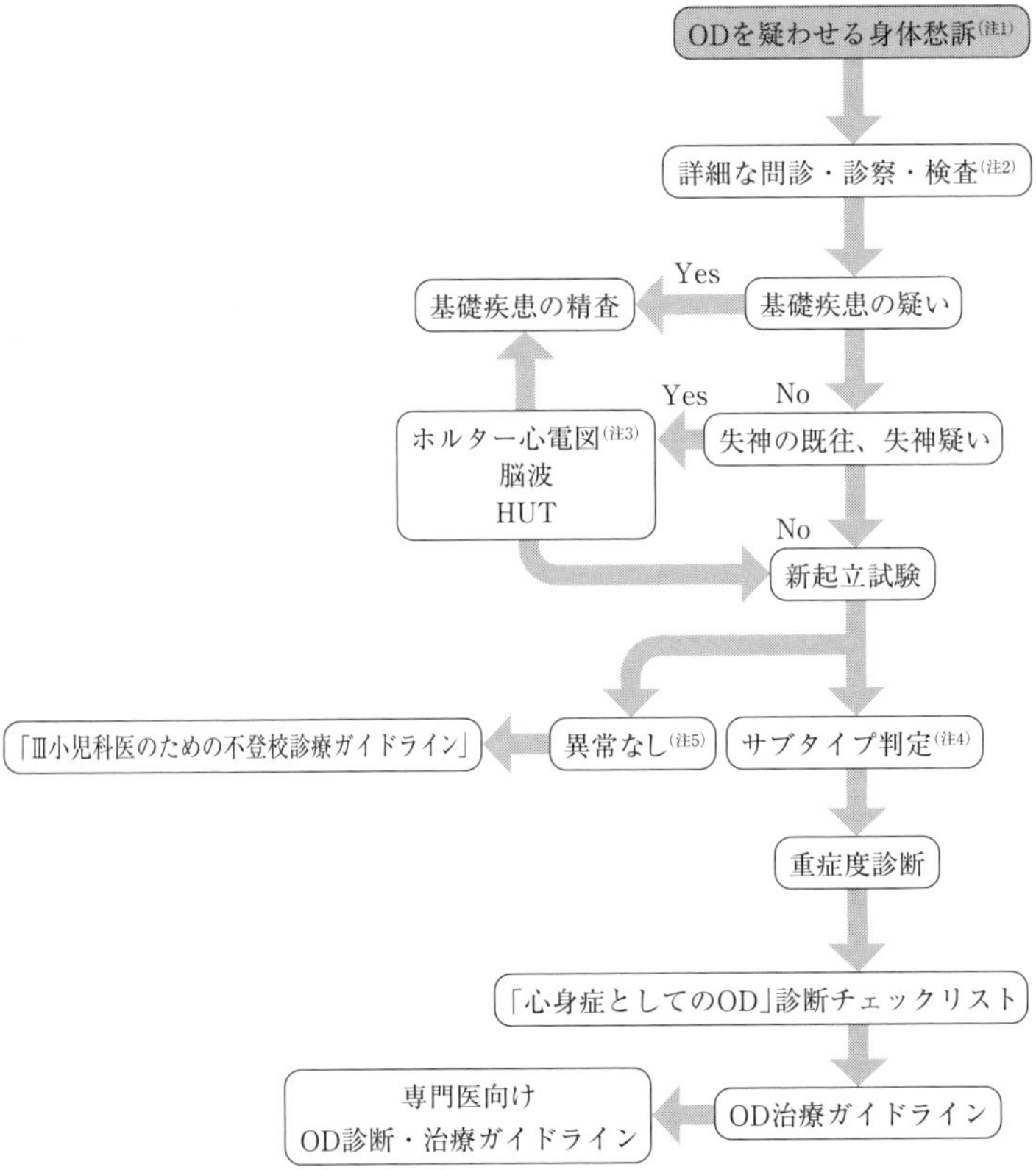

サブタイプと重症度の決定

　鑑別診断で他の疾患ではないことがはっきりすれば、起立性調節障害の可能性が高くなります。前に述べたように、起立性調節障害には数種類のサブタイプがあります（39頁参照）。サブタイプを決定するために起立血圧試験を実施します。フィノメーターなどの非侵襲的連続血圧測定装置（図12）がある施設では、簡単にサブタイプを決定できますが、この装置が小児科に備わっている医療機関は、全国でまだ数か所しかありません。今まではこの装置がないと、起立直後性低血圧が診断できませんでした。

　そこで、ガイドラインではどの医療機関でも簡単に診断できる起立試験法を掲載しています。これは「新起立試験」と名づけられています（77頁参照）。この方法は、従来の起立試験（シェロング法）に、起立直後性低血圧を診断するための「起立直後血圧回復時間」を追加したものです。ただし、新起立試験は、検査者など人手が必要で、時間も20～30分かかるため、どの医療機関でも実施できるわけではありません。

　さて、サブタイプが決まれば、次に重症度を判定します。これは治療法の決定に必要です。起立性調節障害は重症度によってその症状が大きく異なります。軽症例では、立ちくらみなどの症状も軽くて日常生活にほとんど支障がありません。しかし一方、重症例では起立時の血圧低下が大きかったり脳血流が著しく低下するので、数分以上の起立

図12

非侵襲的連続血圧測定装置

フィナプレス

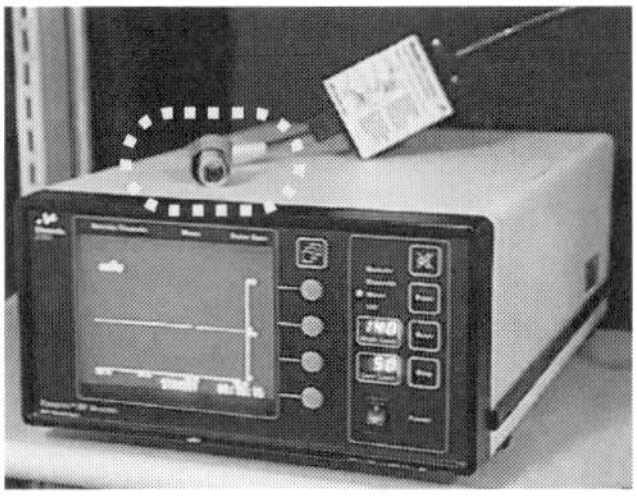

フィナプレスの表示画面

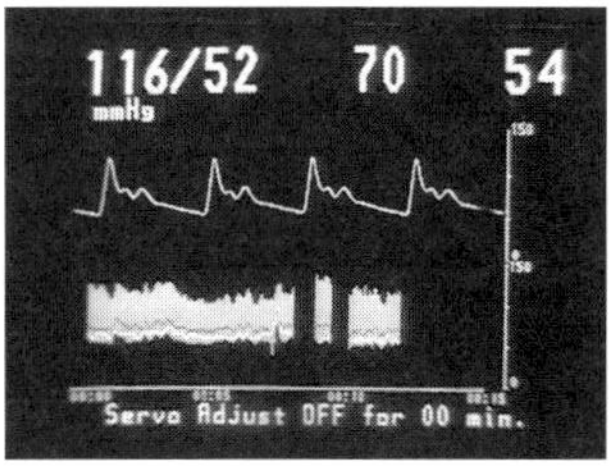

フィノメーター

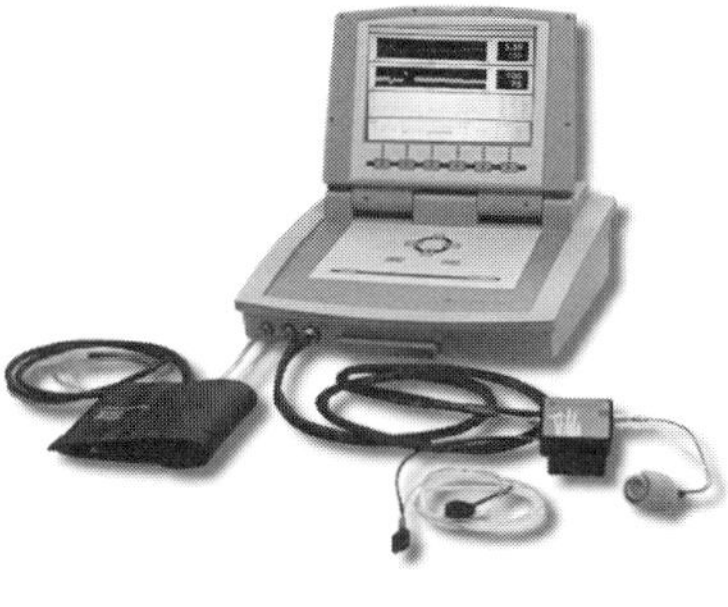

注：現在はフィノメーター
が市販されている

cm 上で上腕動脈の脈が触れる部位にテープで固定します。

2．安静臥位 10 分が経過した後、収縮期／拡張期血圧を 3 回測定し、中央値の収縮期血圧を決定します。また脈拍数を計ります。

3．血圧計のカフに送気し、収縮期血圧（中央値）にします。コッヘルで血圧計のゴム管を結紮《けっさつ》して空気が漏れないようにします（このとき、聴診器で血管音は聞き取れるか、できないかの状態です）。

4．ストップウォッチをスタートさせ、同時に患者に起立させます。このとき、聴診器は耳に当てたままにしておきます。

5．コロトコフ音が、いったん、聞こえなくなるが、再び聞こえ始めた時点でストップウォッチを止めます。ウォッチの示した時間（秒）を記録します。これが血圧回復時間に当たります。

6．コッヘルを外してエアーを開放します。

7．この後は、従来の起立血圧試験のように、起立後、1、3、5、7、10 分における収縮期／拡張期血圧、脈拍を測定しましょう。

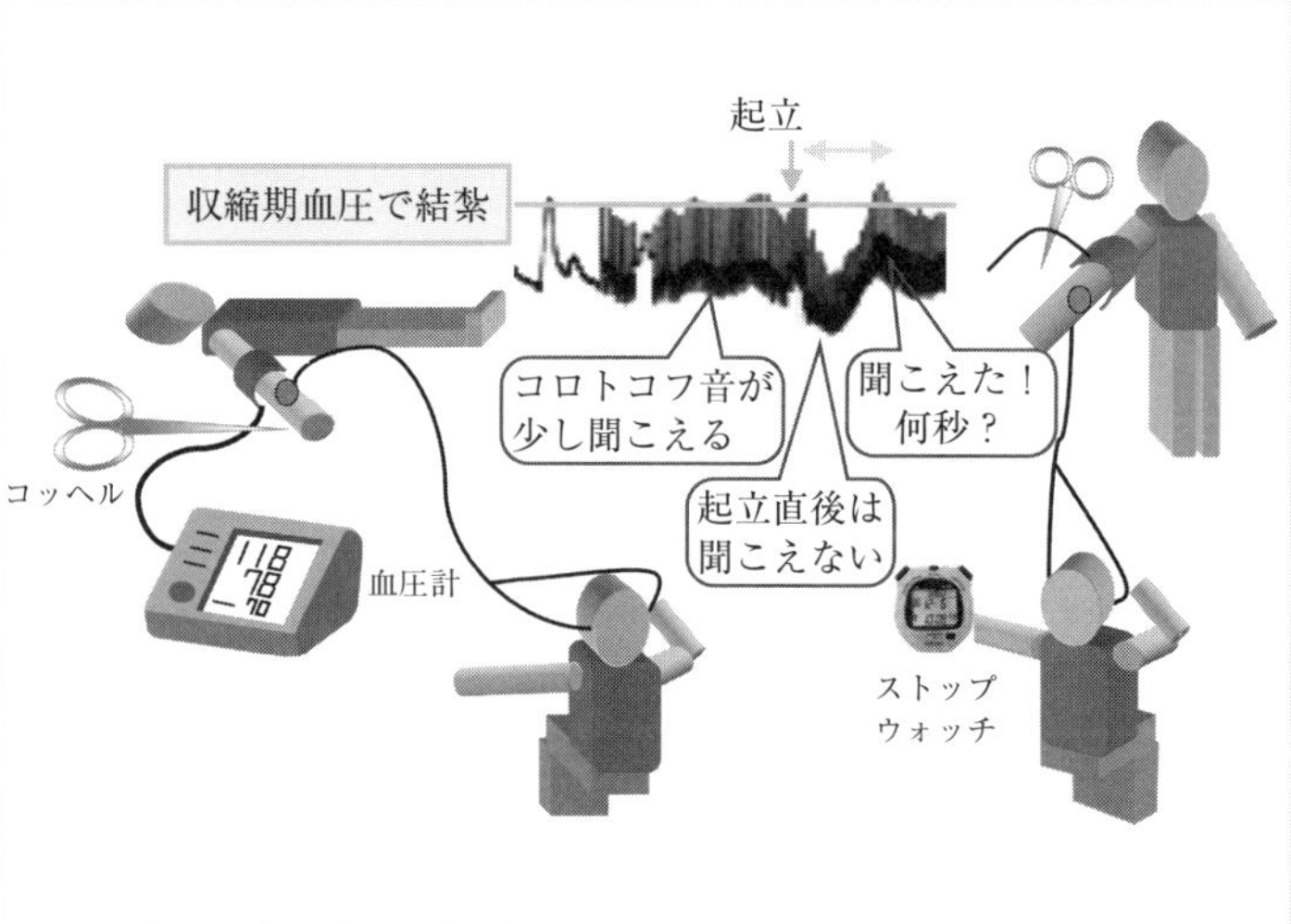

新起立試験法
（簡易な起立後血圧回復時間測定法（簡易法）を含む）

この検査は、起立直後性低血圧を診断するための簡単な方法です。正確さには欠けますが、日常診療では利用できる検査法です。

① 検査に適した場所と時刻

比較的静かな部屋、あるいは、病院の検査専用の部屋ですることが望まれます。ベッドは通常の診察台でも構いません。

検査はできるだけ、午前 9 時～12 時に実施しましょう。午後に行うと、検査結果が正常化することがあり、正しく診断できません。

② 準備する物品

血圧計、聴診器、コッヘル、ストップウォッチ、心電図計。病院では蘇生セットも用意してください。

起立検査中は突然に失神発作が起きるかもしれません。必ず、誰かが立ち会ってください。気分不良を起こしたら、ただちに身体を横にしてください。

③ 患者さんへ検査についてよく説明してください

検査のやり方をよく説明し、痛みのない検査であることを伝えてください。

起立時の自覚症状（立ちくらみ、眼前暗黒感や白濁感、頭痛、動悸、倦怠感）をよく覚えておくように伝えましょう。検査終了後、自覚症状を聞きましょう。

途中で気分が悪くなれば、検査はすぐに止めるので、気分不良が出たら検査者に告げるように伝えます。

④ 検査の手順（右図）

1．安静臥位を 10 分間保ちます。その間に、血圧計を上腕にセットします。可能な限り、四肢誘導心電図を装着します。聴診器を肘より 2 ～ 3

も困難で1日中横になってばかりの子どももいます。したがって、重症度に応じて治療法も変える必要があります。重症度は、「新起立試験」の結果と「症状や日常生活状況」の2つから判定します（表4）。

心理社会的因子関与の有無の評価「心身症としてのOD」診断チェックリスト

この評価を専門的に行うには、長時間の面接、各種心理テストなどを用います。しかし、通常の医療機関ではそのような時間的余裕がありませんので、ガイドラインでは簡単なチェックリストを用意しています（表5）。これは、金沢こども医療福祉センターの梶原荘平先生が開発されましたが、「学校を休むと症状が軽減する」などの6項目からなる簡単なチェックリストで、2分間ほどで手軽にできます。これで心理社会的因子関与の有無を約8割程度、判断できます。

本来なら、心理社会的側面については、子どもの精神や発達の診断（知能レベル、社会性の発達、性格傾向、子どもの学力）、家庭ストレス、学校ストレスなどを丁寧に評価する必要があります。しかし、一般病院では診療時間が長く取れないのが実情ですから、このように簡単にできるチェックリストを用意したのです。

表4

身体的重症度の判定

新起立試験の結果、および症状や日常生活状況から、軽症、中等症、重症のいずれかを判定してください。

	身体的重症度		
	軽　症	中等症	重　症
起立直後性低血圧（INOH）	軽症型（血圧が回復するタイプ）		重症型
体位性頻脈症候群（POTS）	起立時心拍数≧115 または 心拍数増加≧35		起立時心拍数≧125 または 心拍数増加≧45
血管迷走神経性失神（VVS）	INOH または POTS を伴わない		INOH または POTS を伴う
症状や日常生活状況	時に症状があるが、日常生活、学校生活への影響は少ない	午前中に症状強く、しばしば日常生活に支障があり、週に1～2回遅刻や欠席がみられる	強い症状のため、ほとんど毎日、日常生活、学校生活に支障をきたす

注：遷延性起立性低血圧の重症度を判定できる基準はまだない。
出典：日本小児心身医学会「小児起立性調節障害診断・治療ガイドライン」『小児心身医学会ガイドライン集 改訂第2版』南江堂、37、2015

さて、この1～3の手順をひろし君にやってみました。その結果、

1　ひととおりの診察では、神経学的診察を含めて異常は見られませんでした。血液検査、心電図、レントゲン検査にも異常はなく、基礎疾患はなさそうでした。

2　新起立試験を行ったところ、血圧回復時間は25秒以上かかりました。これで起立直後性低血圧というサブタイプであることがわかりました。ひろし君は起立時に脈拍数もかなり増加して、平均で117にまでなりました。臥位では60だったので57も脈拍が増えたことになります。この場合、体位性頻脈症候群とは診断しません。なぜなら、体位性頻脈症候群は起立直後の血圧回復は正常だからです。

表5

「心身症としてのOD」診断チェックリスト

家族への問診、ならびに子どもへの問診・診察によって医師が判定してください。
①　学校を休むと症状が軽減する ②　身体症状が再発･再燃を繰り返す ③　気にかかっていることを言われたりすると症状が増悪する ④　１日のうちでも身体症状の程度が変化する ⑤　身体的訴えが２つ以上にわたる ⑥　日によって身体症状が次から次へと変化する
以上のうち４項目が時々（週１～２回）以上みられる場合、心理社会的因子の関与ありと判定し「心身症としてのOD」と診断する。

出典：日本小児心身医学会「小児起立性調節障害診断・治療ガイドライン」『小児心身医学会ガイドライン集 改訂第２版』南江堂、37、2015

次にひろし君の重症度を判定してみましょう。新起立試験の結果からは、軽症〜中等症になります。また「症状や日常生活状況」では、最近は欠席状態が続いているので、重症ということになります。身体的重症度も考慮に入れると、中等症といえるでしょう。

3　最後に、心理社会的因子関与のチェックリストを行ったところ、「あり」と判定されました。

これで、ひろし君の診断の手順は全部すみました。すなわち、身体的重症度は「中等症」、心理社会的因子関与は「あり」となりました。

ここで1つ、重要なことを述べておきます。鑑別診断では主に身体的疾患を除外しますが、うつ病や抑うつ状態との鑑別も大切です。前述したように（61頁参照）、起立性調節障害では、午前中に強い抑うつ状態が見られることもありますが、夕刻から夜にかけて正常化する点がうつ病とは異なり、またうつ病では体重減少をきたすような食欲不振が認められる点など、鑑別診断に役立ちます。

治療の進め方

さて治療法について述べます。起立性調節障害の治療は、最近の約10年間で劇的に進歩して大きく前進しました。過去にはいろいろな治療法がありましたが、どれをどのように使用するかは治療者の経験や勘に頼っていました。さらにその効果は患者さんの自覚症状という不確かなもので判断していました。治療効果を正確に判定する方法がなかったからやむを得なかったのです。ところが、一九八〇年代に非侵襲的連続血圧測定装置（75頁参照）が開発され、その後の10年間でこれを使った小児での起立試験法を著者らが確立した結果、どの治療が本当に効くのかがかなり詳細にわかってきました。

さらに著者が一九九〇（平成二）年頃から主張していた、「起立性調節障害は心身症」という考えに基づいて、身体面と同時に心理社会的サポートも行うという考え方が主流になってきました。ガイドラインでも、この考え方で治療法が構成されています。本書でもガイドラインが推奨している治療法を紹介していきたいと思います。

治療の種類

治療には、大きく分けて6種類あります。図13に示すように、①疾病教育、②非薬物療法、③学校への指導や連携、④薬物療法、⑤環境調整、⑥心理療法です。

それぞれの子どもに最も適切な治療ができるように、これらの治療方法を組み合わせながら段階的に行っていきます。

これらの治療の組み

図13

重症度･心理社会的因子の関与に応じた治療的対応の組み合わせ

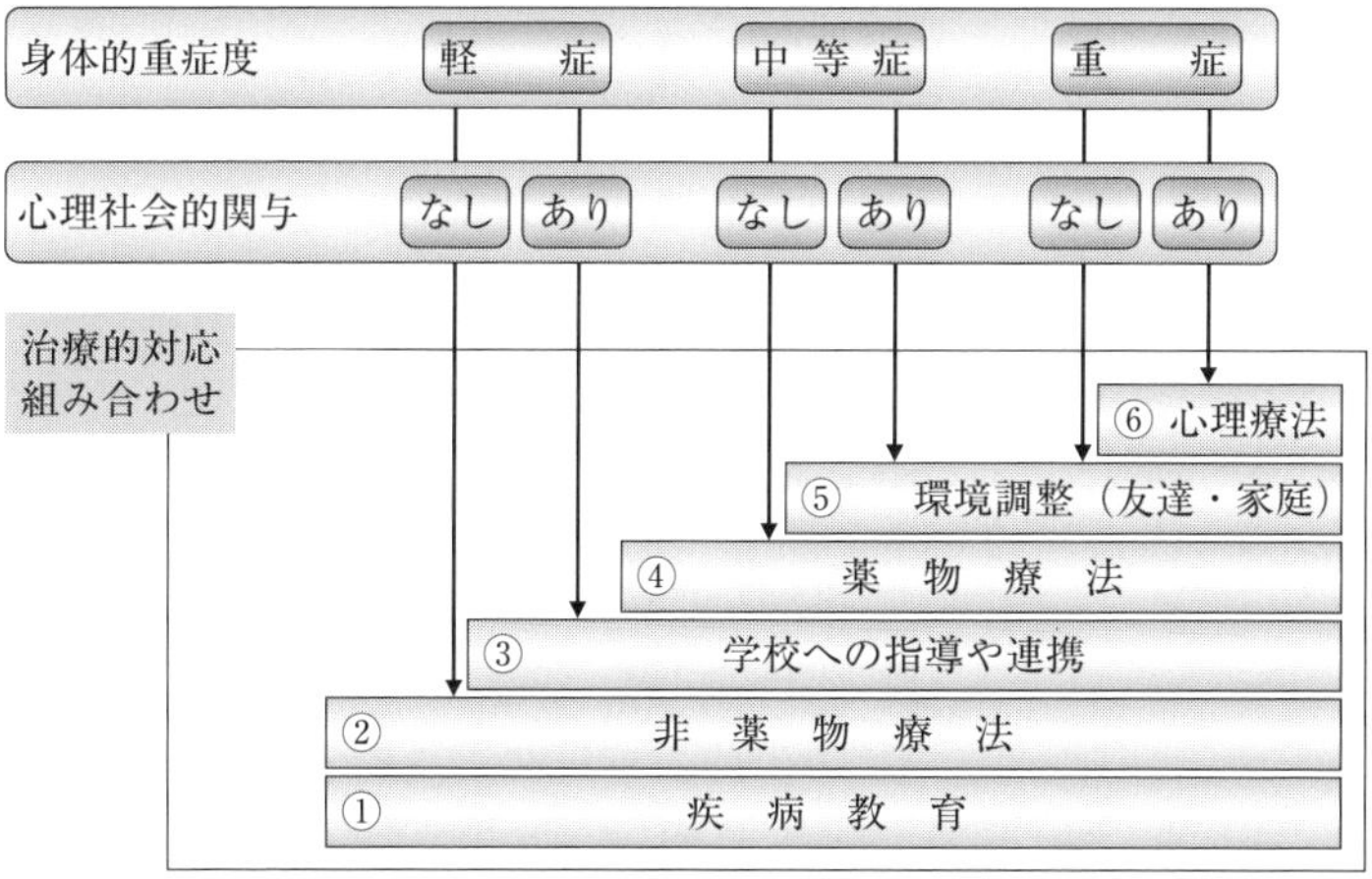

すべての症例で①②を実施し、重症度と心理社会的因子の関与に合わせて③④⑤⑥を加えてください。症状が改善しない場合には、治療中に重症度や心理社会的因子を見直すようにします。

出典：日本小児心身医学会「小児起立性調節障害診断・治療ガイドライン」『小児心身医学会ガイドライン集 改訂第２版』南江堂、39、2015

合わせは子どもによって異なりますから、最初に治療方針を決定する必要があります。

治療方針を決定する

診断の手順で説明したように、身体的重症度と心理社会的因子関与の有無を判定して、図13に従えば、どの治療を行えばよいのかわかります。ひろし君を例にとって実際にやってみましょう。

ひろし君の身体的重症度は「中等症」、心理社会的因子関与は「あり」でした。したがって、①〜⑤までを順番に行います。以下に、疾病教育と非薬物療法について説明します。

① 疾病教育

疾病教育というのは、一言で言えば、「起立性調節障害は心身症であるが、身体に病変があるので、まずは身体の治療を行う」ということを理解してもらうことです。これが治療の基本になります。「軽症例でも重症例でも、起立性調節障害は身体に異常があり、そのためにさまざまな症状が生じている」という事実を、本人、保護者だけでなく、学校関係者やその子どもにかかわるすべての人に理解してもらうことが、まず治療の第一歩です。

子どもは、症状の原因、つまり、立ちくらみとかクラクラする原因がわかりません。わからないのでとても不安になっています。ひろし君も「自分は身体がしんどいからなんとかしてほしい」（６頁参照）と言っていました。ところが一方、保護者は、子どもの症状は夜更かし朝寝坊や怠け癖が原因だと考えてしまいます。「怠けているのではないか？　仮病ではないか？」と疑っていることが多いのです。このように親子間で認識に大きなズレがあります。

子どもは〝自分が病気じゃないか〟と不安になっているのに、親は理解するどころか逆に怒っている、という状況です。保護者が短気だと、子どもを一発殴ったりして、あっという間に親子関係が破綻したケースもありました。親子関係がこじれると、治るものまで治らなくなります。私たちの外来に初めて来る患者さんの半分くらいは、親子関係が悪化している様子です。

(1)　起立性調節障害は身体異常があると説明する

疾病教育のポイントは、本人と保護者が、「起立性調節障害は身体の病気であり、治るには時間がかかる」と十分に理解することです。保護者が「この子は決して怠けているのではなく、病気で朝起きられないだけなのだ」と理解できるようになれば、「早く起きなさい。早く寝なさい」などと、ガミガミと小言を言うことを止めるようになります。

そして病気としてどのように対処していったらいいのか、どう解決していけばいいのか、という「問題解決志向型」の前向きな考えをもてるようになります。そうなれば、保護者がイライラしないようになり、また子どもに怒ったりしなくなります。保護者にこのような心の変化が起こるだけで、子どもにはとてもよい影響が出てきます。気分的に明るくなり、ふさいだ感じがなくなります。こんなとき、私は子どもたちにこのように質問します。「この頃、お母さんはどう？　小言を言わなくなった？」。すると、子どもはよくこう答えます。「この頃、お母さんは静かになった。ちょっと気味が悪いけど、ホッとする。先生のおかげだと思う」

(2)　疾病理解を助ける効果的な方法

私たちがよく使う資料として、本人の起立試験の結果、自律神経の図、朝と夜の起立試験の比較などがあります。実際に起立試験の結果を見せて、子どもがどのぐらい血圧・心拍調節が悪くなっているのか、わかってもらいます。そして、その原因病巣は、視床下部、大脳辺縁系などの自律神経中枢にあり、遺伝的な影響と心理

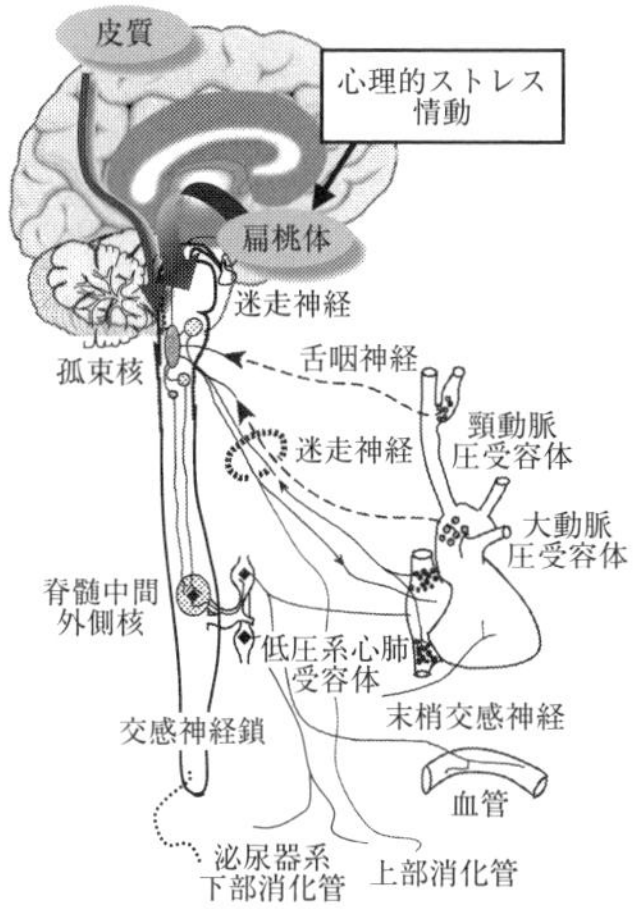

図14

自律神経系圧受容体反射路

図15

起立性調節障害の子どもは朝起きられないのに、夕方は元気なわけ

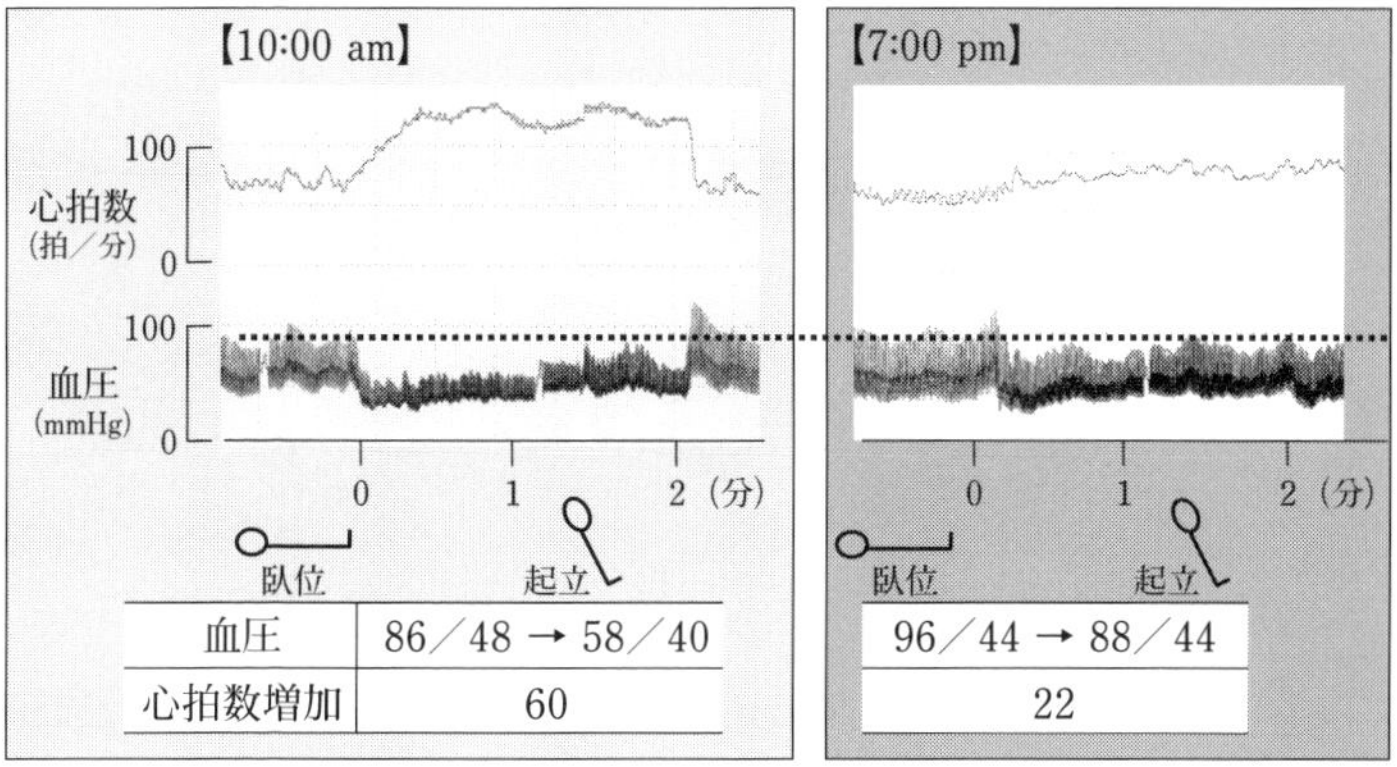

社会的ストレスによって悪化することを説明します（図14）。さらに、朝起きが苦手で夜に元気になる原因を納得してもらうために、第3章で書きましたように、朝と夜の起立試験の比較の図を見てもらいます。

図15を見てください。夜には起立時に血圧も心拍もあまり変化しませんが、朝にはひどく血圧が下がります。朝に子どもがダラダラとしんどがっているのは仮病ではない、根性の問題でもないことをよく理解してもらうことが大切です。

このように、いろいろな角度から起立性調節障害を理解すると、「やっぱり病気なんだ」と正しい目で子どもを受け容れられるようになります。この正しい認識があってこそ、正しい治療を受けようという気持ちにつながるのです。病気に負けてしまわないようにしっかりした気持ちをもつことは大切ですが、そのためにもどうか正しい認識をもっていただきたいと思います。

② 非薬物療法

非薬物療法は、主に日常生活での動作や食生活での注意点です。これをしっかりしないと薬物による治療がうまくいきません。

(1) 生活動作での注意点

人は、日常の生活動作で立ったり座ったりしますが、そのたびに血圧や心拍は大きな変動を繰り返しています。健康な人では、この影響を少なくして脳血流をある程度一定に保つような制御システムが働いています。これを脳循環自動調節能といいます。しかし、起立性調節障害ではこれが破綻していますので、起立時に脳血流が低下しやすくなっています。そしてさまざまな症状を引き起こすことになるのです。

これを防ぐために、日常生活動作を行う際に、いくつかの工夫があります。脳血流を低下させないためには、脳と心臓の位置を同じ高さにすればよいのです。寝た状態や座った位置から、急に立ち上がってはいけません。

図16

立ち上がって歩き始めの方法

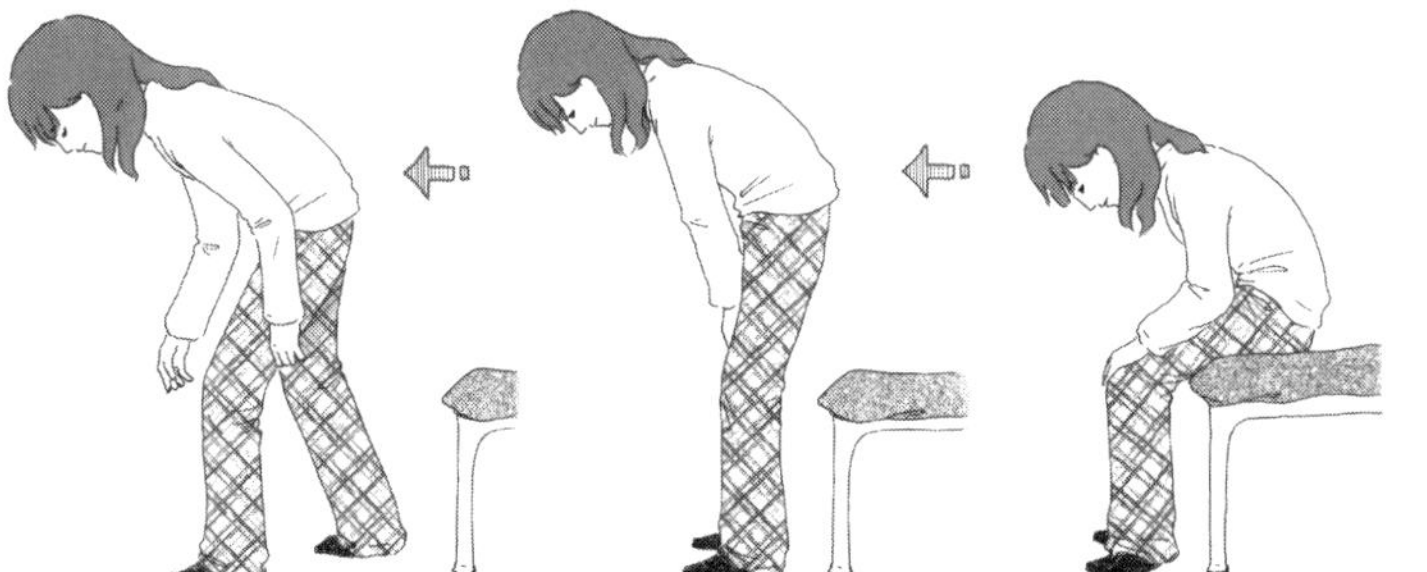

30秒以上かけてゆっくりと動作を行います。特に脳血流が悪い朝には、ベッドから起きるときには、図16のように、頭を下げて起き上がり、頭を下げて腰をかがめて歩き始めてください。頭を上げて立ち上がると、脳血流が低下して気分が悪くなります。一度気分が悪くなると、なかなか直らず1日中不快な気分になります。

(2) 水分を多く摂りましょう

起立性調節障害の子どもたちは水分を十分に摂らない傾向にあります。子どもたちに尋ねると「水をたくさん飲むと、おなかがダブダブになるから、飲みたくない」と言います。小児医学では体重30キロの子どもは1日に少なくとも約1.5リットル、45キロの子どもでは2リットルの水分が必要とされています。それくらい摂らないと循環血漿流量が維持できないので、十分な血圧を維持できません。脱水症では、循環血漿流量が低下するので健常者でも低血圧を起こします。つまり、水分摂取が少ないと起立性調節障害はよくなりません。

そこで普段からこまめに水分を摂るようにしましょう。夏や冬などの季節によって、飲む量は違いますが、1日に少なくとも1.5〜2リットルは摂ってください。水分はイオン飲料、お茶や水でも構いません。

(3)　塩分は1日10〜12グラムを摂取する

最近は高血圧予防の観点から食塩摂取を控えることが常識となっています。大人の高血圧予防には1日6グラム、一般の人では1日男性8グラム・女性6グラムと厚生労働省からも勧告されています。これは大変に重要な健康法であり、成人ではぜひにでも守っていただきたいと思います。

ところが一方、起立性調節障害の子どもは一般的に塩辛い食品を好まない傾向があります。例えば、ひろし君の場合、ラーメンを食べても汁は飲みたくないと言います。また、食品から計算したところ、塩分は1日7グラムしか摂っていませんでした。そこで、食塩を1日3グラム、1週間ほど補給して（総量では1日10グラムになる）、その後再び起立試験をしたところ、かなり改善することがわかりました。塩分を摂ると水分を体内に保持しますので、血圧低下を予防する効果があるようです。1日3グラムの食塩は、カップラーメンのほぼ2分の1〜3分の1杯分に相当します。その程度の塩分を余分に摂ればいいでしょう。ただし、起立性調節障害が改善すれば、高血圧予防の観点から食塩は控えめにしてください。

(4) 生活リズムを整える

起立性調節障害の子どもは、病気の特徴として夜寝つきにくく、朝なかなか目覚めません。どうしても宵っ張りの朝寝坊になりがちです。これまでの研究によると、人間は1日25時間周期の体内時計（最近は24.5時間とも言われている）を脳内にもっているようです。したがって毎日1時間、リズムを前に修正しながら生きていることになります。これはなかなか大変な作業なのですが、健康な人では、ありがたいことに身体が無意識にやってくれています。

ところが一方、起立性調節障害の子どもは1日27~30時間の体内時計をもっているという報告[2]があります。すなわち、毎日、自分の体内時計を数時間も時刻修正しないといけないことになります。これは非常に大変です。例えば、毎日夜11時に寝ている人に、「今日はいつもより3時間早く夜8時に寝なさい」と言っても寝られたものではありません。したがって、早寝早起きをしようと思ってもなかなか実行困難であることを知っておく必要があります。

だからといって、何もせず放っておくこともよくありません。眠りにつきやすいような一定の決まった作業を習慣化するとよいでしょう。これは条件反射による眠りを促します。教室を薄暗くしてスライドを使った講義を聴いていると誰でも居眠りをしてしまった経験があるでしょう。これも条件反射の一つです。そこで次のような工夫をしてみましょう。

- 夜11時には床に就くようにする。
- 寝る前から部屋の明かりを暗くする。蛍光灯よりもオレンジ色の電灯の薄暗い明かりのほうがメラトニンの分泌を促して眠りを誘いやすいと言われています（112頁参照）。
- 癒し系の静かな音楽を流して、身体を横にしたまま、身体を伸ばすようなストレッチ体操を10分程度、ゆっくり行う。子ども一人ではできませんので、保護者が一緒に行いましょう。起立性調節障害の子どもは、肩こりがひどく、身体中の関節や腱も固くなっていますから、ストレッチ体操によって悪化を防ぎましょう。
- 朝はなかなか目覚めませんが、7時頃にはカーテンを開けて部屋を明るくしましょう。保護者がしてあげてください。子どもは布団を被ってしまいますが、身体を優しくさすって血行をよくしてあげるといいでしょう。朝は忙しいですが、工夫してやってみてください。
- しんどくて学校を休んでしまった場合にも、日中は、身体を横にしてはいけません。交感神経機能がますます低下してしまいます。できるだけ身体を動かし、休むときも座るようにします。

(5) テレビ・パソコンなどの許容時間

最近の子どもたちは、ゲームや携帯電話などが手放せません。やりすぎると健康な子どもでも、自律神経系に悪影響が出ます。そこで、携帯電話、テレビゲーム、パソコン、テレビの視聴は全部合わせて、1日1時間以内に控えましょう。軽症なら、これを実行するだけで治ってしまう場合があります。ただし、なかには、徹底させようとして保護者が怒りすぎると、親子関係が険悪になることも少なくありません。うまく対応することが必要です。

(6) 毎日の運動

起立性調節障害は自律神経のバランスが崩れて発症します。自律神経を好調に維持するには運動は欠かせません。しかし、体調不良で学校を休むようになると、知らず知らず運動不足になり、そのことで起立性調節障害はもっと悪くなります。たとえ体調が悪い日でも夕方から夜には元気になりますから、少なくとも10~15分は歩行訓練として散歩をしましょう。保護者も自分の健康維持を兼ねて一緒に行いましょう。

(7) 暑気を避ける

起立性調節障害の子どもは暑い場所には弱いです。気温が高いと血管が拡張し血圧が下がり、心拍数が上がりやすいからです。また発汗による脱水症を起こすと余計に悪くなります。夏休み前後の暑い時期に体育の授業を見学する場合には、炎天下は避けて日影か室内に待機させてください。

(8) セルフケアのポイント

以上の非薬物療法を実行するのは子ども自身です。しかし、毎日実践するのは相当に根気がいるものです。保護者がガミガミ言うと、かえってできなくなってしまいます。やはり、子ども自身が起立性調節障害に対して、前向きに立ち向かえる気持ちがもてるように導くことがポイントです。

そのためには、最初は一つでもいいから、できることから始めてみる、それを継続する、そして次の項目をやってみる、というように、子どものペースに合わせて少しずつ始めていくのがコツです。保護者はイライラしないで横で見守りながら、子どもと一緒に少しずつやっていく、という「忍耐と寛容の気持ち」が大切です。

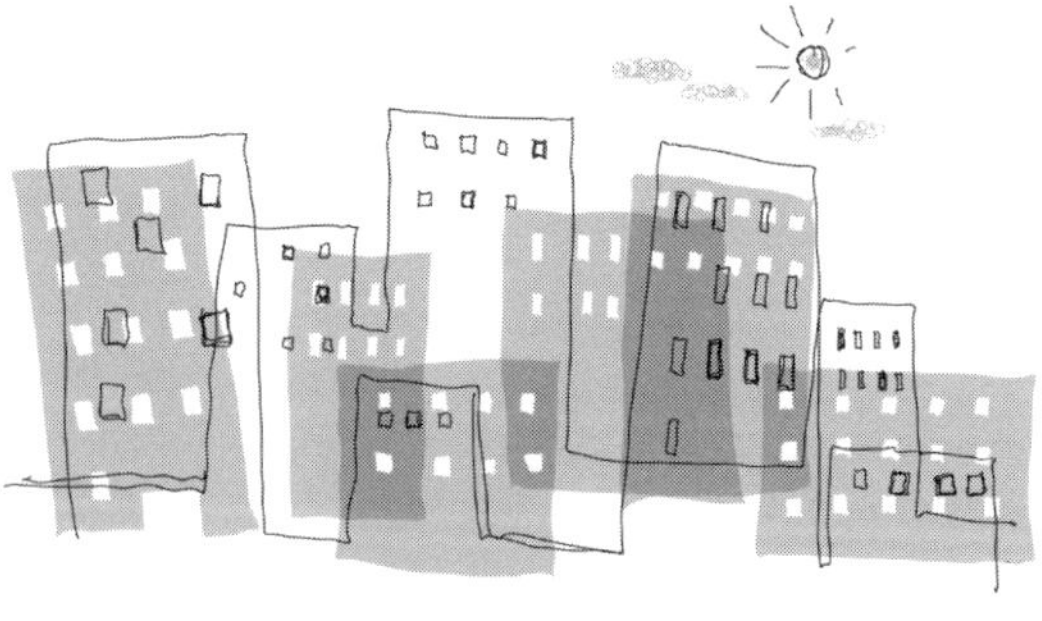

薬物療法

現在、起立性調節障害に効く薬剤は数種類があり、医療機関に行けば処方してもらえます。どの薬剤も効果はあるのですが、人によって効き目は異なります。ガイドラインでは、各々のサブタイプに適した薬剤を決定し、リコメンデーション*として載せています。本書でもそれに沿って説明します。繰り返しますが、薬物療法を始める前に、必ず前述した非薬物療法を行い、担当医の指示に従ってください。

薬物療法には全般にわたっての注意点があります。それぞれの薬剤について正しい服薬の方法、副作用を知っておきましょう。また子どもには、「効果を自分で感じるのに１

＊リコメンデーションは「お薦め」という意味で、絶対にこれでないといけないということではありません。

～2週間かかるので、効かないと思ってもすぐに止めないように」と教えておくことが必要です。中学生以上では、できるだけ自分で薬を管理し、服薬する習慣をつけることが望まれます。服薬行動に自己責任をもたせることで、保護者の過干渉を防ぎ、子どもの自主性が促されます。薬剤効果を自己判定できるようになれば、体調に合わせた用量調整も可能となります。

ミドドリン塩酸塩

この薬剤は交感神経α受容体刺激薬で、動脈や静脈の血管を収縮させて血圧を上げる作用があります。起立直後性低血圧と体位性頻脈症候群では第一選択薬になっています。体位性頻脈症候群では頻脈を改善する効果が報告されています。

服薬量は体重にもよりますが、小学生高学年以上では朝夕1錠（1錠が2ミリグラムの場合）ずつ服用します。中学生では1日3錠（成人では4錠）まで服用できます。

服薬して約1時間ほどで徐々に血圧が上昇し、数時間ほど効果が期待できます。効き目が緩やかなので、服薬を開始して効果がわかるまで1～2週間ほどかかります。効き目がわからないと飲み始めて2～3日で怠薬してしまう子どもが多いので、この点をよく説明してあげましょう。服薬後2か月経ってから最もよい効果が得られるという研究報告もあります。ただし、2か月以上の長期にわたって服用する場合には、Tachyphylaxis*を起こさないように、学校が休み（土・日）の日は休薬するなどの工夫をするとよいでしょう。

ミドドリン塩酸塩はいろいろな名前の商品名があり、医療機関で処方してもらうことができます。最近、水なしで服用できる商品もあります（メトリジンD錠口腔内崩壊錠）。この商品は口のなかで自然に溶けるので、低血圧のために朝になかなか起床できない子どもでも、寝たまま布団のなかで服用できるので便利です。

副作用はほとんど見られませんが、悪心、腹痛、頭痛が1％未満、その他のものは0.1％未満で、重篤なものはありません。

メチル硫酸アメジニウム

ノルアドレナリンと競合して末梢の神経終末に取り込まれ、ノルアドレナリンの神経終末への再取り込みを抑制するとともに、神経終末においてノルアドレナリンの不活性

＊慣れによる薬剤感受性低下。

化を抑制し、交感神経機能を亢進させ効果を発現します。リズミック（1錠10ミリグラム）という商品名で医療機関で処方してもらえます。小学生高学年以上では朝食前と昼食後に半錠ずつ服用します。中学生では1日2錠まで服用できます。

副作用として起立時に頻脈を起こして症状を悪化させることがあります。また動悸、血圧変動、不整脈（期外収縮、心房細動等）、ほてり感、のぼせた感じ、めまい、立ちくらみ、頭痛、頭重、気分不良、嘔気・嘔吐、腹痛、肝機能異常、排尿障害が0.1～5％未満で見られます。

プロプラノロール

交感神経β受容体阻害薬です。アドレナリンなどの作用を弱めることで心拍数を低下させ、血管を収縮させる働きがあります。通常では高血圧や不整脈の患者さんに使う薬です。起立性調節障害では、唯一、体位性頻脈症候群だけに使います。商品名ではインデラル（1錠10ミリグラム）があります。小学生高学年以上では朝食前に1錠服用します。小児に対する安全性は確立していないとされています。

本剤は気管支喘息の既往がある子どもには使用が禁止されています。その他、うっ血性心不全（またはその悪化）、徐脈、末梢性虚血（レイノー様症状等）、房室ブロックの副作用が５％未満です。

メシル酸ジヒドロエルゴタミン

メシル酸ジヒドロエルゴタミンは、二〇一五（平成二七）年に製造中止になりましたので本書では割愛します。

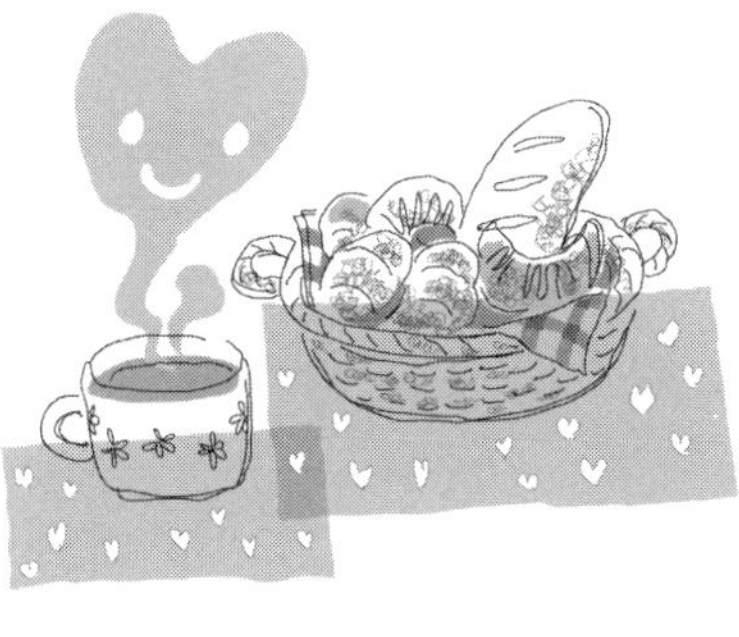

季節による症状変動を知って再発に備えよう

今まで述べたような治療によって身体症状はかなり改善すると思いますが、起立性調節障害の症状は季節によって変動することも知っておくとよいでしょう。

一般的に、起立性調節障害は春から梅雨時期に症状が非常に悪くなりますが、夏を過ぎて秋がやってくると軽快します。秋から冬に症状が軽くなれば、医師に相談して服薬を少なくするか、中止するとよいでしょう。ただし、非薬物療法は続けておくことが大切です。特に、冬は寒いので運動不足になり、朝はいつまでも床に入っていたくなるものです。体調のよい冬場に体力作りをしたり、生活リズムが乱れないように就寝、起床時刻を守る習慣を身につけておきたいものです。

軽症例ではそのようなことは少ないのですが、中等症以上では翌年の春に悪化する場合が少なくありません。症状が再発しそうに感じたら、非薬物療法を強化したり、早めに主治医に相談して服薬を再開するほうがよいでしょう。

なかには、秋から冬にかけて症状のひどくなる子どもがいます。原因はまだよくわかっていません。しかしこの場合、秋になると涼しくなって喉が渇かなくなり、水分摂取が少なくなることが原因の一つかもしれません。涼しくなっても、水分を1日1.5リットルは摂るようにしましょう。また夏休み中に、外出の機会が減ると運動不足になり筋力が低下します。それが病態を悪化させることもあります。

メンタル面や保護者のかかわりでも工夫が必要です。子どもの症状が強いときには、保護者も小言を言わずに我慢しているのですが、子どもの体調が回復し元気になると、つい油断して勉強や生活面でガミガミと口うるさくなりがちです。子どもの体調がよい時期にこそ、家族の団らんを増やし、子どもにとって家庭が癒しの場になるようにしておくことが大切です。

体調不良時に欠席が続いていたりすると、なんとか元気な間に学力を追いつかせておこうと保護者が焦ってしまい、その圧迫感が子どもにとって強いストレスとなり、再発に一役買ってしまうこともあります。

保護者は、「学力が多少下がってもやむを得ない、時期を待とう」というように、気持ちに余裕をもつことが大切です。そのほうが、起立性調節障害が改善する高校生半ばになって自発的な学習意欲が高まるようです。

引用・参考文献

（1）田中英高・藤田之彦・石谷暢男・梶原荘平・増谷聡・松島礼子・塩川宏郷・竹中義人・汐田まどか・石崎優子・梶浦貢・本多和雄「日本小児心身医学会・小児起立性調節障害ガイドライン2005」『子どもの心とからだ』15(2)：89-143，2007
（2）数間紀夫・中村江里奈・松岡郁美・久保豊・山中崇・大塚邦明「24時間心拍変動解析による起立性調節障害（ＯＤ）児の生体リズムの検討」『自律神経』40(3)：360-366，2003

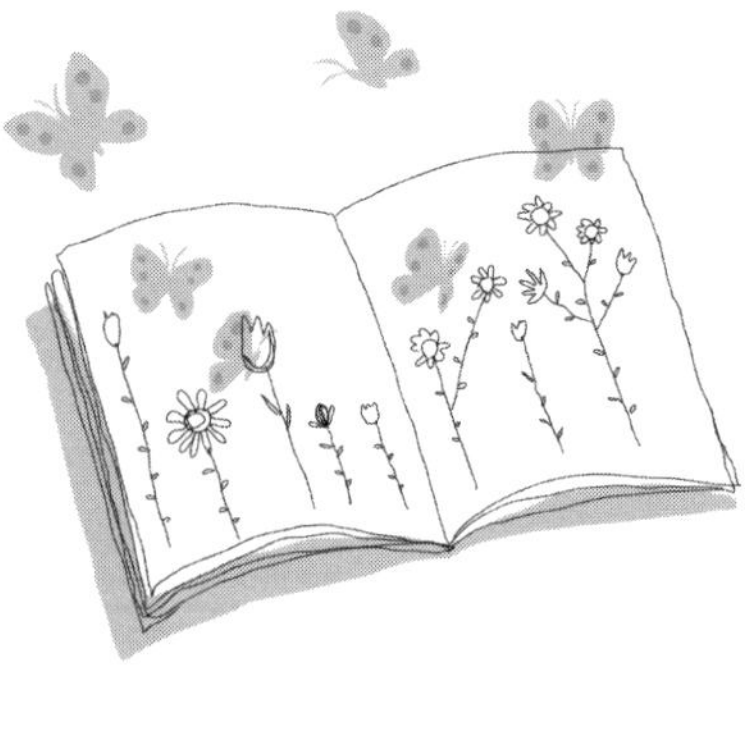

第5章

周囲のサポートが子どもたちを救う

サポートの基本的な考え方

子どもを安定させるサポートの基本的な考え方

第4章で起立性調節障害をどのように治療すればよいのか、医学的な面から述べました。しかし、この病気は医学的な治療だけではうまく回復しないのです。心理社会的ストレスが自律神経系を介して起立性調節障害を悪化させているからです。本章では、どのような心理社会的なサポートが必要なのか考えていくことにします。

まず起立性調節障害は身体の病気だ、と理解することがサポートの基本になります。子ども自身は体調不良の原因がわからずに不安になっています。ひろし君もそうでしたが、身体の病気なのですから不安になって当然です。しかし一方、保護者や学校の先生、クラスメートまでが、「本当に病気なの？　怠けているだけでは？」と疑いの目で見てしまいがちです。そしてサポートする場合にも批判的な態度になってしまいます。下手をすると子どもと周囲の人間の信頼関係が崩れてしまいます。

そうならないためには、「起立性調節障害は慢性の身体の病気であり、子どもの体調に合わせたサポートを行おう」と考えていただくことが重要です。

心理的特徴をうまくとらえたサポートを

実際のサポートをするにあたり、さらにここでもう一度、子どもたちの心理的特徴を思い出しておきましょう（63頁参照）。起立性調節障害の子どもたちには、一般的に、生来、よく気を遣い、周囲の期待に合致した行動を取ろうとする過剰適応な性格傾向がありますす。

保護者に対する依存欲求（もっと親に甘えたい、自分の気持ちや要求を聞いてもらいたい）をもっていても言葉に出すこと（言語化）ができず、心の奥底に溜め込んでいることも少なくないようです。また、学校では集団生活において自己表示が少なく、クラスメートには「ノー」と表現するのが苦手で、自分を抑えがちです。慢性的なストレスを無意識に溜め込んでいる場合も少なくありません。

不登校を伴っている子どもでは、登校できていない自分に対して卑下したり焦って苛立っていることもあります。保護者のちょっとした一言でひどく反抗したり、カッとなって爆発することもあります。その一方で、クラスメートや教師の何気ない発言で心を閉ざしてひきこもることも少なくありません。そのような子どもの心の内を察しながら、家庭や学校でサポートを行っていく必要があります。

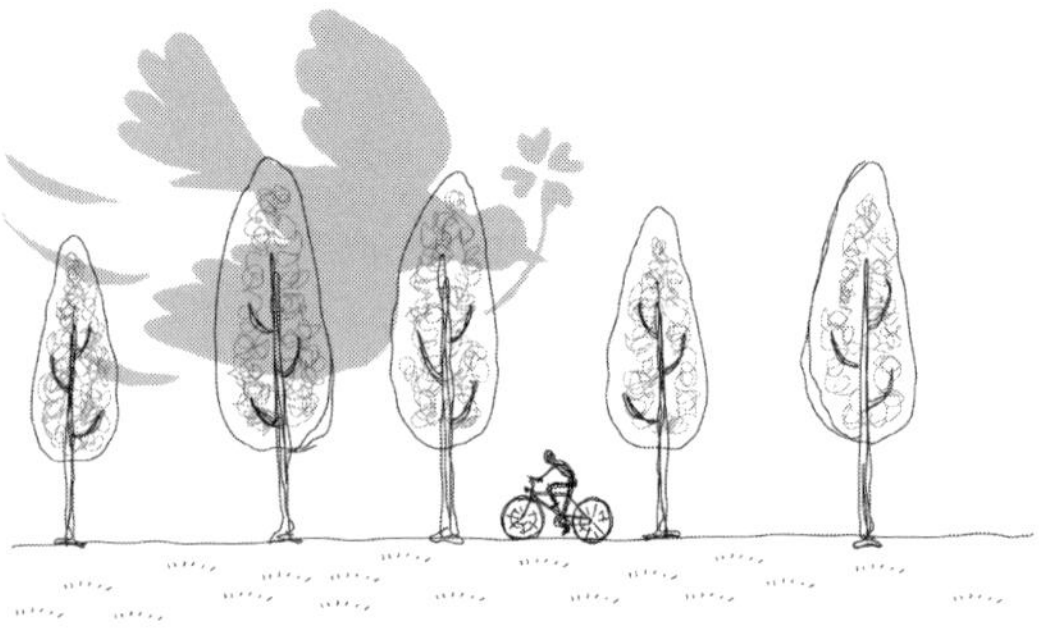

家庭でのサポートはどうするか

保護者の心構え

起立性調節障害の子どもでは重症度が中等症以上になると、学校の欠席が目立つようになります。１週間に2日以上欠席するような子どもでは全般的に活気がなくなります。子ども自身も精一杯やっているのですが、先が見えない不安感で押しつぶされそうになります。

一方、一緒に生活している保護者のほうまで気分が滅入ってきます。だんだんと家庭のなかが暗くなり、家庭全体に元気がなくなってきます。

保護者は、頭のなかでは「子どもは病気なのだから、しようがない」と考えようとしますが、日中にダラダラとする反面、夜遅くまでテレビやゲームで遊んでいるわが子の生活ぶりをみると、「一番大切な中学、高校時代にこのようなことでは、社会から落ちこぼれてしまう、一生を棒にふるのではないか」という不安感が湧き起こってきます。

傍目には結構のん気にしている子どもを目にすると、保護者は気持ちを抑えきれずに怒ってしまいます。「親の気持ちも知らないで。ちゃんとしなさい」「こんなことじゃ、高校に行けないわよ。どうするの」。親子で気持ちがイライラしていますので、ちょっとしたことで口論やケンカになってしまいます。

こうなると、治る病気もますます悪くなってしまいます。第1章に登場したひろし君とたろう君をもう一度思い出してください。彼らの保護者もとても混乱していました。

このような場合、どうしたらよいのでしょう。保護者にとって最も大切な心構えは、「平静心」です。イライラする気持ちもよくわかりますが、とにかく感情を乱さずに冷静になることです。心が乱れると何をやってもうまくいかないことは、皆さん、ご存じのことと思います。しかし、わが子のこととなると、ついつい感情のまかせるままになってしまいます。病気になったことで大切な親子関係が破綻しては元も子もありません。常に心を平静に保つ、という心構えがないと、子どもに対して適切なサポートができません。

サポートの第一歩は「心の平静を保つ」ことであると、常々、心しておいてください。そのうえで次のような具体的なサポートをすることをお薦めします。

朝起き不良の子どもにどのように対応すればよいか

第1章のたろう君の例で示したように、朝起きがとても悪い子どもの場合、生活リズムの調整は、子ども本人にとっても保護者にとってもなかなか困難な作業です。

朝には深い眠りに入っていて、何度起こしても目覚めません。起きることができても午前中には脳や全身への循環調節がうまく働かないので、本当に朝は手こずります。遅刻や欠席をしないように保護者が必死で子どもを起こすのですが、これに1時間以上かかることもたびたびあり、もし日課になれば保護者は疲れ果ててしまいます。

また夜には寝つきが悪くなる（入眠困難）ので、子どもはなかなか寝ようとしません。ところが親は早く寝させようとして怒るので、口げんかになって興奮して、かえって寝られなくなります。

起立性調節障害による朝起き不良、夜の入眠困難は、「少々無理をして生活リズムを矯正したら治る」といった単純なものではない、と知っておきましょう。そこで、次のような工夫をしてみましょう。

- 早寝早起きが困難な場合には、朝の起床時に「今は7時だよ」と声をかける程度にします。声かけは2～3度までにとどめます。カーテンを開けて部屋を明るくしましょう。もし起きることができなくても、無理矢理引き起こすことはよくありません。

- 起床するまで10～15分ごとに根気よく、叱らないで声かけをしてください。起き上がるまで根気よくすることです。朝は保護者も忙しいものですが、心を落ち着けて声かけすることが大切です。また、幼い子どもにしてあげるように身体をさすってあげるとよいでしょう。循環状態がよくなります。
- 朝少しでも起きやすくするために、夜眠りやすくする方法があります。一番有効なのは、夕方、あるいは夜に運動することです。散歩でもかまいません。30分～1時間くらい散歩すれば効果的ですが、15分程度でも構いません。眠れなくても夜11時にはベッドに入る習慣をつけましょう。
- ベッドに入ってから1～2時間以上も寝つけない場合には、メラトニンというサプリメントの錠剤を試してみてもよいでしょう。メラトニンは脳の松果体という部位から分泌されています。日中に光を浴び、そして夜暗くなれば自然に分泌されて覚醒睡眠のリズムを整えます。起立性調節障害ではこのリズムが乱れているので、メラトニンを適切な時間に補充することでリズムを戻し、自然な睡眠を回復できるようになります。メラトニン1～2ミリグラムを午後10～11時頃に服用し、すぐに床に就くようにします。

ただし、子ども自身が自主的に朝起きをよくしようと思わない限り効果は出にくいようです。無理矢理勧めるのは控えましょう。また、メラトニンは日本では購入できません。海外から個人輸入をすることになります。通常は1錠10～20円と安価です。現在ではメラトニンの分泌を促進させる薬剤が医療機関で処方してもらえます。詳細は医療機関にご相談ください。

一定のルールのなかで生活をする

起立性調節障害の子どもはどうしても自分の体内時計に合わせた生活を送りがちになります。しかし、体内時計を整えるためには睡眠リズムを整えたり、運動をする以外にも家庭生活のリズムも整えるほうがよいのです。そのためには、本人、兄弟を含めて家庭内での一定のルール作りをするとよいでしょう。保護者も一緒にやってください。

例えば、「夕食は家族全員でダイニングで食べる」「食事中はテレビを見ない」「ゲームとテレビは家族全員1日1時間まで」「子どもたちの入浴時間は何時とする」「就寝は夜11時」「お小遣いは月2千円」「散歩は家族で何時から何分間」「テレビ番組は○曜日の○○に限る」「犬の散歩の担当は、月水金」「日曜日は何時から兄弟全員で百マス計算をする」などです。

このようなルールを作っておくと、徐々に家族中がそれに合わせた生活行動パターンをとるようになります。ひいては、それが身体のリズムにもよい影響を与えるでしょう。ただし、何事も急に変化させてはいけません。反動で何もやらなくなってしまいます。保護者同士で十分話し合って、実現可能な項目から一つずつ始めてください。一つがうまくいったら、次の項目に進める、うまくいかなかったら他のものをやってみる、というようにしましょう。

学習面の遅れを取り戻す

起立性調節障害の子どもは脳の血流が悪いために、集中力が悪くなり、そのため学力が低下します。また欠席が続くと学業が遅れてしまいます。とりわけ保護者には心配な問題でしょう。

この時期の学業の遅れが10年後にどのように悪い影響を与えるか、という問題について、科学的な研究はまだありません。したがって結論的なことはいえませんが、私は自分の臨床経験から、「トータルで考えると取り返しのつかない悪影響があるとは言えない」と考えています。

学習面の遅れは、保護者だけでなく子ども本人も気になる事項です。そこで、もしできるなら次のような工夫があります。

- 学校にお願いして、放課後に学校や自宅で補習をしてもらう。重症例でも週に１～２回、10～20分程度の学習ならできるというケースがあります。
- 一般的には、夕方から夜には体調が回復するので、夜の塾に通っているケースがあります。大手の塾か個人塾がいいのかは、子どもに選ばせるとよいでしょう。
- 不登校が続くと外出すら嫌がる場合があります。そのときには家庭教師という方法もあります。本格的に勉強するというのではなく、遊び半分、勉強半分くらいの気持ちで進めましょう。家庭教師は子どもと同性の大学生がよいでしょう。自己同一性の獲得にも役に立つからです。

子どもへの対応について保護者同士でよく話し合う

前述した内容は、それほど簡単に実行できるわけではありません。実際にやってみると子どもがかなり抵抗するケースもあります。そして、保護者が強引に実行させてしまい、かえって子どもの心理的ストレスとなって起立性調節障害が増悪したケースもあります。

どの方法なら子どもが実行できそうか、そして一歩一歩進めていくためにどうしたらよいか、保護者が試行錯誤する必要があります。自分たちのサポートやかかわりがうまく機能しているか、時々、自己評価することが大切です。

この場合、1点、忘れないでいただきたいことがあります。それは、たとえうまく実行できなくても、保護者同士で深刻になりすぎないことです。真面目な性格のご夫婦では、特に気をつけてください。心配しすぎてうつ病のようになられた方も少なくありません。

心配しすぎることは禁物です。「心配すればするほど、起立性調節障害は悪くなる」と、私は保護者にたびたびお話しします。これは「心の法則」のようなもので、ほとんど例外はありませんでした。深刻にならずに気長にゆっくりと対応してください。

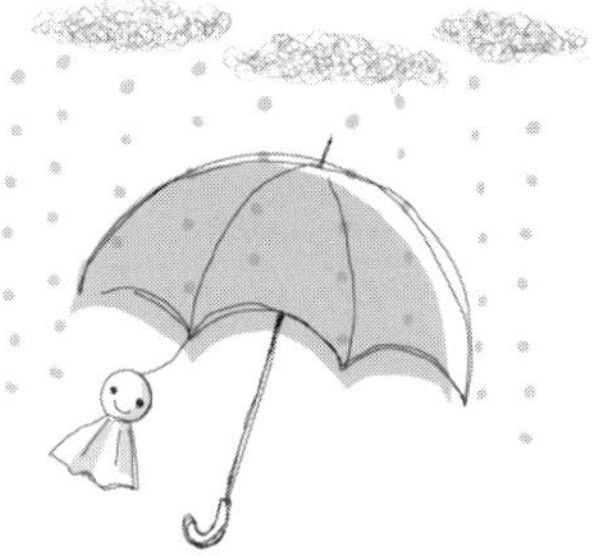

教育現場でのサポートはどうしたらよいか

学校にも基本的な対応方法を知ってもらいましょう

起立性調節障害の子どもを初めて受けもった担任教師は、病気の基礎知識がないためにどのような対応をすればよいのか、わからずに困っています。その先生の対応が不適切な場合、子どもの症状がかえって悪化してしまうケースも少なくありません。

「子どもが怠けているのではないか」「気持ちのもちようで治る」と考える教師は、子どもを叱責したり励ましたりするので、それが子どもにとって心理的ストレスとなり、起立性調節障害がさらに悪化してしまいます。

あるいは、全く逆に「病気ですから、完全に治ってから出席してください。それまでは登校しないでください」という教師もおられますが、これも困りものです。起立性調節障害に限らず、慢性疾患児には体調が許す限り教育を受ける権利があるからです。

繰り返しになりますが、「起立性調節障害は、身体の病気であって、根性だけでは治らない。専門的な知識をもって子細にわたり適切に対応する」ことが重要です。校長先生、担任教師、養護教諭は、本書に書かれている医学的知識と、次項のような具体的なサポートを行っていただきたいと思います。これによって子どもの心理的負担はかなり軽減され、症状も改善します。

学校にしてほしい具体的なサポート

- 登校目的のために、教師やクラスメートが朝に迎えに行くと、かえって心理的ストレスとなり逆効果となることがあります。朝の迎えは本人と保護者の希望を聞いたうえで行ってください。
- 欠席が続く場合には、欠席する日に保護者が学校に電話連絡するのではなくて、登校できる日の朝に学校へ電話連絡するように切り替えましょう。たびたびの電話連絡は保護者にとって大きな精神的負担になり、事態を悪化させるケースが少なくありません。
- 保護者の養育態度に問題があっても、批判しないように心がけてください。
- 登校時刻は本人の体調が回復する時刻にするなど、フレックスタイムをお願いします。

- 本人の起立失調などの体調不良は、授業中や休憩時間のいつ起こっても不思議ではありません。体調不良が起こると速やかに臥位にする必要があります。できるだけ早く保健室移動が可能となる配慮が必要です。多少しんどくても教室にとどまるように頑張らせるような「根性教育」を行うと起立性調節障害が悪化します。
- 起立時の低血圧による失神発作予防のために、学校生活においては静止状態の起立は3～4分以上続けないようにします。体育授業など見学する場合には特に注意してください。失神発作を起こすケースで過去に死亡例が報告されています。その一方、歩行やかけ足は体調不良が生じなければ行ってもかまいません。
- 暑気は避けてください。見学も涼しいところで座って行わせましょう。
- 水分補給を学校でも欠かさないように配慮をお願いします（90頁参照）。
- 欠席が続き、担任が訪問しても会うことを拒否する場合には、これらの配慮に加えて、不登校児への対応*も取り入れてください。

＊文部科学省の「不登校への対応について」(www.mext.go.jp/a_menu/shotou/futoukou/main.htm) を参考。

● このように大変に細かい配慮が必要とされますので、クラスメートのなかには「なぜ、あの子だけがあんなに優遇されるのか」と感じて本人を批判する子もいます。必要があれば、本人と保護者の了解を得たうえで、クラスメートにも起立性調節障害という病気について説明をしてください。

詳細については、対応できる小児科医にお問い合わせください。

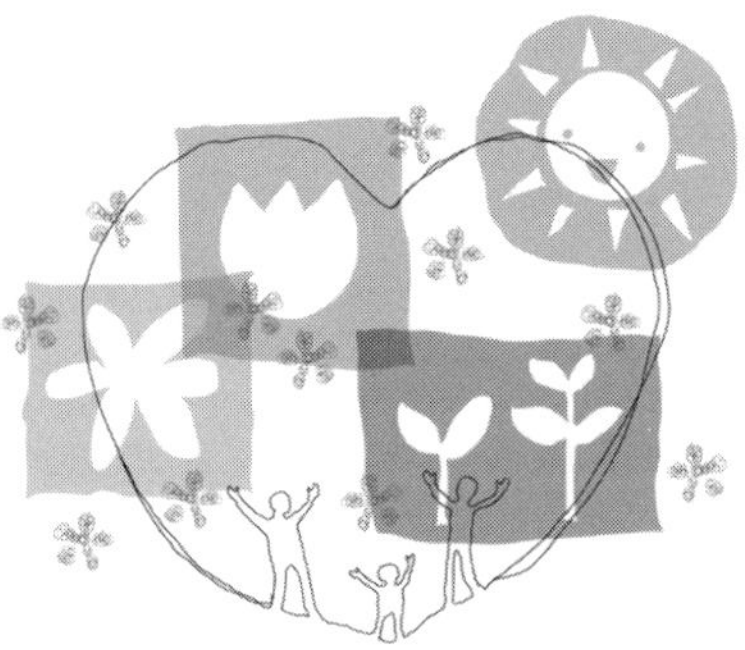

第6章

起立性調節障害のここが知りたいQ&A

Q1　起立性調節障害にかかりやすい年齢や頻度を教えてください。

A1　起立性調節障害は珍しい病気ではありません。小学校高学年から多くなり、中学校で一気に増えます。また女子は男子より2割ほど多いです。平成になってから起立性調節障害が発症する頻度は急激に高まりました。日本学校保健会の調査によると、一九九四（平成六）年から二〇〇〇（平成一二）年にかけて2割以上増加傾向にありました。しかし、二〇〇六（平成一八）年度の調査では、二〇〇〇（平成一二）年度とほぼ同じで、最近は横ばいになっているようです。

起立性調節障害は現代日本で発症することが多いのは事実です。はっきりした原因はわかっていませんが、私たちの研究で日本の子どもはスウェーデンの子どもと比較して、交感神経活動、血圧が低く、ODになりやすい身体的傾向のあることがわかりました。また、ODになりやすい遺伝子があることも明らかになりました。さらに、現代の夜型社会や複雑化した心理社会的ストレスが関与しているように思われます。

Ｑ２　なぜ朝起きが悪いのですか？　十分に睡眠をとっても治らないのでしょうか？

Ａ２　朝起きが悪い理由は、次の３つが考えられます。

①　朝に身体を目覚めさせる神経（自律神経のなかの交感神経がその役割をしている）の活性化が悪いため、血圧も上がらず脳血流が悪くなる。

②　交感神経の活性化が遅れて、夜に最高潮になるため、寝つきが悪くなり夜更かしになる。

③　夜更かしをするから、朝に起きられなくなる。

③→①へと悪循環になり、ますます朝起きが悪くなります。どれが根本的な問題なのかはまだよくわかっていませんが、①→③の順で病気が進むと考えたほうがよいでしょう。しかし多くの保護者は、③が一番の原因だと考えてしまいます。つまり、夜に早く寝かせて朝に早く起こせば治るのだ、と思うのです。

軽症の場合には、この方法でもなんとか朝に起きられるようになります。しかし、中等症以上になると大きな声をかけられても起きることができません。こんな状況で、もし子どもが学校を楽しいと感じていなければどうなるでしょうか。毎日、重い身体を引きずって重い気持ちで登校するのは、まさに難行苦行といっても過言ではありません。朝早く起こしたい、夜に早く寝かせたい、という保護者の気持ちはよくわかりますが、どなったり怒ったりすると親子関係が悪くなり、なんの解決にもつながりません。

①が根本的な原因だ、と考えましょう。十分に睡眠をとることで改善する場合もありますが、1日に10～15時間も過剰睡眠をとると、かえって生活リズムが崩れてしまいます。なかには毎日12時間以上の睡眠をとり続けて、2年間ほどかかって治ったケースもまれにありますが、どれだけ睡眠をとれば治療効果が上がるのか、まだわかっていません。

そこで、すでに述べたことですが（93～94頁・111～113頁参照）、次のような工夫をしてみましょう。あまり深刻にならずに淡々とやることがうまくいくコツです。

- 朝起こすとき、何回か声かけをする。でも怒ってはいけません。
- カーテンを開けて朝陽を部屋に入れ、布団をはがしましょう。
- 夜は眠くなくても消灯を30分早くして布団に入るように、家族で協力し合いましょう。

Ｑ３　朝なかなか起きられずに不登校が続いています。学校が原因でしょうか?

Ａ３　起立性調節障害に不登校を伴うことは珍しくありません。過去の調査によると、中等症以上では約半数に不登校を伴います（53頁の引用・参考文献（７）を参照）。次のような登校を阻害する要因があれば、以下を参考に対応してください。

①　朝に目覚めない、身体を起こすことができない（123～124頁のＱ２参照）。
↓体調が悪いのに登校させると逆効果です。体力が回復してから登校を促しましょう。電車通学の場合には、座席に座れるようにラッシュアワーを避けるのも一案です。

②「遅刻をするのは嫌、授業の途中では入りづらい。クラスメートからは怠け者と言われそうだ」と子どもが訴える。さらに学校側の理解が乏しく、「ただのさぼり癖だ、親は甘やかしすぎだ」と見られていて、学校との信頼関係が損なわれそうだ。
↓起立性調節障害は病気です。「怠け」や「さぼり」ではありません。そのことを学校にもよく理解してもらい、午後からの登校や保健室登校等をお願いしましょう。体力に自信がなければ通学に保護者が付き添うことも理解してもらいましょう。

「自分の病気のことを他人に知られたくない」という子どももいますが、いじめを防ぎ、コミュニケーションをよくするためにも、クラスメートによく知ってもらうほうが得策です。登校や学校生活などの配慮については、医師の指示をもらい、診断書にも明記してもらうとよいでしょう。本書を学校関係者に読んでもらうのもよい方法です。

③周囲に気を遣う性格で、学校での生活に疲れ果てているかもしれない。

↓起立性調節障害は、幼少時より手のかからない「おりこうさん」タイプの子どもが多いように思われます。少々嫌なことでも「ノー」と言えずに、人に合わせて行動をとろうとするので精神的に疲れてしまいます。周囲の期待に合致した行動をとろうとするあまり、無意識のうちに自己を抑制する行動パターンをとるのです。保護者が「幼稚園、保育所（保育園）の頃から、親の手をわずらわすことが少なく、育てやすかった」という印象をもっています。

このようなタイプを専門的には「過剰適応性格」と呼んでいます。友達関係でも控えめなので、親が「言われたら言い返しなさい」とはっぱをかけても実行できません。やきもきする親にまで気を遣うことになり、余計に精神的な疲労が倍加してしまいます。

また、学校で気疲れする原因として、子どもが周囲とコミュニケーションをうまくとれない場合があります。なんとなく友達と考えがずれてしまう、意見を言ったら変な目で見られた、友達に合わせようとして気疲れする、などの不快な体験があり、口に出して言うこともできないまま自己を抑制し、コミュニケーションに自信をなくしている場合もあります。クラスメートと一緒に過ごす楽しいはずの学校生活が苦痛になり、登校する意欲も失せてきます。このような子どものなかに発達障害と診断できる場合や、あるいは発達障害の傾向性がみられることもあります。欠席が続いている場合には、無理に登校させるよりも、子どもにとって何が心理的ストレスになっているかを十分に評価し、適切な対応が必要です。医学的評価や心理カウンセリングなどを含めて、身体と心の両面からの支援が必要となります。

保護者として大切なことは、「起立性調節障害によって朝の体調不良があり、さらに精神的にも疲れ果てているのであれば、子どもにとって、登校するのは想像以上に大変なことなのだろう」と理解してあげることです。症状が強いときには休養が必要です。登校や学習刺激はしばらく控えるのが得策です。保護者の過干渉は、病気の治癒を遅らせます。

Q4 この頃、ひどく反抗するようになりました。親としてはどのように対処すればいいですか?

A4 起立性調節障害の治療の経過中に、親にひどく反抗する時期があります。しかし、あまり心配する必要はありません。子どもは幼少時から親に対して反抗的な気持ちや甘えたい気持ち（依存欲求）をもっていますが、それが100％満たされることは、まずあり得ません。子どもはやむを得ず、その欲求不満を無意識に抑え込むことになります。

起立性調節障害のような病気になると親はとても心配しますので、親のかかわりによって子どもの依存欲求は満たされてきます。この場合、親が心配しすぎるとさらに依存欲求を満たそうとして、病気が遷延することになります。その一方で、抑え込んできたもう一つの反抗的欲求までも顕在化して、それが反抗的行動となることがあります。

長年、抑えてきた「甘えたいし反抗したいという両極端の感情」（「両価性感情」「アンビバレントな感情」ともいう）が、膿のようにドロドロと外に出てくるのです。こうなると、子どもはまるで幼稚園の子どものように、ベタベタ甘えたかと思うとすぐ怒り出すなど、「だだっ子」になってしまいます。

しかし、膿は早く出したほうがよい、という考え方もあります。膿が出終わるまでには少し時間がかかりますが、必ず傷は癒えてきます。そこで親としては、「ひどく反抗しているが、これはよい方向に向かっているのだ」と自分自身に言い聞かせ、子どもの一挙手一投足にイライラせず、「心の平静」を保つように努力しましょう。これは大変難しい精神修行のようなものですが、心を整え、言葉を整えるように毎日努力をなさってください。

Q5　いつ頃に治るのでしょうか？　一生、治らないのではないかと心配です。

A5　起立性調節障害は、ある時期から完全に治って無症状になることもあれば、成人しても症状が残る場合もあります。しかしまず、どのような状態になるのが「治る」と考えてよいのかを説明します。
中等症以上の起立性調節障害は、やはり慢性的に症状が続きます。病院を受診した子どもの20～22年後に調査した研究結果[1]では、男子で24%、女子49%に症状が残るようです。しかしながら、そのなかで治療を受けている人はいないようです。つまり、多くの人は症状はあっても元気に生活しているのです。私は、身体症状があっても薬を服用せずに日常生活に支障が少なくなった状態を「治る」と考えてよいと思います。

私たちの調査では、適切な治療が行われた場合、軽症例では数か月以内で治ります。しかし翌年に再発する可能性もあります。日常生活に支障のある中等症では、1年後に治る率は約50%、2~3年後は70~80%です。不登校を伴う重症例では、1年後の復学率は30%であり、短期間での復学は困難です。重症例では社会復帰に少なくとも2~3年かかると考えたほうがよいでしょう。

中学生で発症すれば、高校進学の時期に重なります。もし、体力に見合った高校に進学した場合、2~3学年になると9割程度が治ると考えられます。ここで大切なことは、「体力に見合った高校」に進学することです。中等症以上の子どもでは、この点にも十分な検討が必要です。

Q6 起立性調節障害はどこのクリニックでも診断できるのでしょうか?

A6 起立性調節障害は、自分でも半分くらいは判断できるでしょう。しかし、医学的に診断しようとすると、医療機関を受診する必要があります。もし、専門的な医療機関で非侵襲的連続血圧測定装置（フィナプレス、ポータプレス、フィノメーターなど）があれば正確に診断ができます。
日本小児心身医学会から「小児起立性調節障害診断・治療ガイドライン」が発行され、一般病院やクリニックでも可能な診断方法が紹介されています。最寄りの小児科専門医にご相談いただくか、あるいは起立性調節障害サポートページ（www.inphs-od.com/）の病院検索で該当する医療機関にご相談ください。

Ｑ７　第1章で出てきたひろし君（中学2年生）の担任教師から、主治医に次のような電話がかかってきました。「この頃、ひろし君の欠席が続いています。登校できても、遅刻して3～4時限目からの出席です。体育の先生からは、『おまえはたるんでるぞ』と言われたようで、体育の日には欠席しています。友達から、『おまえはゆっくり遅刻できていいなあ』と言われたのを気にしているようですが、学校が嫌いというわけではないようです。保護者には、欠席するときには学校へ電話をするように指示しています。私が自宅訪問をしても、本人が出てくるときと出てこないときがあります。不登校なのでしょうか。どのように接したらいいかわかりません。」

A7 起立性調節障害の子どもを受け持った担任の先生からは、よくこのような質問をもらいます。

学校の先生、特に体育会系の先生は、元気がなくダラダラしている子どもを、「怠け」「さぼり」という目で見てしまいがちです。学校の先生方は、学生時代に起立性調節障害などの新しい病気に関してはほとんど講義を受けていないので、知識が全くありません。ダラダラする生徒は、無気力な問題児である、というとらえ方をしてしまっても仕方がないのです。

そこで、学校中の先生に「起立性調節障害は怠けではない。身体の病気である」ということを十分に理解してもらう必要があります。保護者からの説明だけではもの足りない場合には、主治医から診断書をもらったり、保護者の承諾を得たうえで主治医から直接説明をしてもらってください。

クラスメートのなかに嫌みを言ったり冷やかしたりする子がいますから、「ひろし君は起立性調節障害という病気で、朝は血圧が下がるから遅刻してもやむを得ない」ということをクラスメートにも理解してもらうほうがよいと思います。ただし、ひろし君と保護者の同意をとってからにしてください。

保護者に「欠席するときに必ず学校に電話をするように」と指示するのはよい方

法ではありません。欠席が続くと、母親は毎日、欠席報告の電話をしなければならず、かなり精神的負担になります。そこで、「出席できる日の朝に学校へ電話連絡をしてください」と切り替えましょう。

また、担任が自宅訪問する際には、子どもが元気な夕方にしましょう。血圧の低い朝に迎えに行き、無理矢理起こすことは逆効果になります。また家庭訪問をした際に、本人が出てきたり出てこなかったりしますが、それは日によって体調不良の程度が変わるからです。ただ、もし会えない日が何日も続くようなら、それは子どもに嫌われている証拠です。別の教師に家庭訪問を依頼するほうがよいでしょう。

Ｑ８　学校での体育はどのようにすればよいですか？　また、失神を起こした場合の処置を教えてください。

Ａ８　軽症の起立性調節障害では運動制限の必要はありません。一方、中等症～重症ケース、つまり、症状が強くて学校を欠席するようになってきたら、競争を要する運動は避けてください。起立性調節障害では起立中や運動中に血圧が突然低下して失神様となったり、頻脈や徐脈を生じて、気分不良を起こすことがあります。このような事態にはただちに運動を中止して仰臥位にしてください。途中で競技を中断できないような競争では、本人も一生懸命になりすぎて体調不良に気づかなかったり、団体競技では中断できずに無理をするため危険です。

もし、失神、顔面蒼白、気分不良などの症状が出現したら、速やかに臥位にしてください。身体を横にして脳血量を回復させるようにすれば、それだけで意識は回復し症状も改善します。一般的に起立性調節障害による失神であれば1分以内に意識は戻りますので救急車を呼ぶ必要はありません。むしろ約30分間は身体を起こさずにベッドで静養させてください。短時間で意識が戻らなければ、他の病気の可能性があります。救急車を呼んでください。

Q9　子どもが学校でいじめにあってから、朝起きが悪く、不登校気味になりました。これはいじめが原因なのでしょうか、それとも起立性調節障害が起こったのでしょうか。いじめと起立性調節障害は関係がありますか?

A9　答えはイエスです。大いに関係があります。少し詳しく述べましょう。

いじめは、いまだに学校の大きな問題になっています。一時、加熱したマスコミのいじめ報道はこの頃は少なくなりましたが、いじめ自殺・いじめ殺人も決して減っていません。かえって悪質、陰湿、巧妙になっているといわれています。立派な犯罪になっているケースもあります。

いじめは教室内にとどまらず、携帯メール、インターネットの掲示板やＳＮＳなどを使っての「学校裏サイト」や「なりすましメール」が横行し、クラスのなかから「いけにえをみつけてハブる（抹殺する）」という犯罪が横行しています。もし被害者の子どもがいじめの事実を先生や親に告げようものなら、いじめ攻撃がいっそうひどくなり、教室内での徹底的な抹殺行動が全員で行われるという、信じられないような犯罪行為に進んでいきます。

もし、ターゲットになった子どもが不登校になれば、次の犠牲者をみつけて第２の犯行が行われるのですが、誰が犠牲者になるか予測がつかないので、たとえ普通の子どもであっても自分に被害が及ばないように、なりすましメールを使ったりして攻撃を繰り返すのです。これらの携帯を悪用した誹謗中傷は、首謀者はもちろん、書き込みをした犯人を特定できないという厄介な問題があり、解決が困難です。

一般社会や職場のなかでこのような事態が起これば、通常は警察に通報されるのですが、学校でのいじめの場合は証拠がはっきりしなければ警察も介入しにくく、学校に任さざるを得ないところがあり、ますます解決が遅れます。

大変悲しいことですが、警察庁の統計によれば、「学生・生徒」の自殺者数は二〇〇六（平成一八）年が調査開始以来最も多い886人であり、二〇一五（平成二七）年においても835人です。

さらに、私は最近、もっと悲しい話を聞きました。それは、民間レベルでいじめ防止を推進している日本で一番大きなグループ「一般財団法人いじめから子供を守ろうネットワーク」の代表・井澤一明さんの講演会での話ですが、「いじめ自殺のケースは、100％、自殺した後で初めて保護者がわが子のいじめの事実を知る」ということです。

普通の子どもは、自分がいじめにあっていても、すぐには告白しません。自分のプライドが傷ついているうえに、前に述べたように、告白したとたん、いじめがもっと激しくなるからです。学校に行けばクラスメートから無視をされ、帰宅すれば、「キモイ、臭い、汚い」と誹謗中傷メールが来る。そんな子どもが、〈心身症→不登校→リストカット→自殺〉と進んでいくこともあるのです。

リストカットをする起立性調節障害の子どもも珍しくはありません。いじめにあったことのある大学生に聞いたところ、「一般校はもちろん、有名進学校でもリスカ（リストカット）をやっている子は、家庭に問題があるかもしれないけど、ほとんどいじめが原因。『自分は悪い子だから、みんなからいじめられるのだ』と洗脳されてしまい、悪い自分を罰しないといけない（贖罪）、という意味でリスカをする子もいる」と告白してくれました。

では、起立性調節障害の子どもは実際、どの程度いじめにあっているのでしょうか。

私は大阪府下の中学生約500名を対象に質問調査をしました。今から15年ほど前の古いデータですが、「いじめられたことがある」と答えた子どもは、一般中学生では16％でしたが、起立性調節障害の子どもでは29％と、約1.8倍になりました。

すなわち、いじめという精神的ストレスで自律神経系に悪影響が出た結果、起立性調節障害が発症、あるいは増悪したと考えられます。起立性調節障害を起こすと遅刻したり欠席がちになりますから、それが原因でいじめられる危険性も増えてきます。最近の調査では、日本のいじめの頻度はもっと高いようで、約３割とされています。[2] 起立性調節障害の子どもがいじめにあった経験はもっと高くなるかもしれません。

そこで、起立性調節障害の子どもをもつ保護者の方は、わが子がいじめにあっている可能性が高いと、まず知ってください。繰り返しますが、いじめにあっている子どもは、簡単には告白しません。ではどうしたらいいのか、その対処について述べます。

①　子どもの様子をよく観察してください。一般的に起立性調節障害は夜には元気になりますが、元気にしているけれども、時々ふさぎ込んだり、ボーッとすることがある、逆にイライラしている、などは注意信号です。

②　もし、いじめが疑われるようでしたら、「親として必ず守ってあげるから、苦しくても言ってごらん」というメッセージを伝えてください。優しく、しかも真剣に、です。叱ってはいけません。

③　いじめを告白したら、担任教師に内々に伝えましょう。もし、担任には言いにくいならば、校長に伝えましょう。それでも問題解決に至らない場合には、市町村教育委員会に訴えてください。以前に比べると、最近は対応がやや改善されました。

④　それでも問題が解決しない場合、あるいは、いじめが疑われるが子どもが告白しない場合には、民間の機関に相談する方法があります。最近は少しそのような機関が増えました。現在、最も精力的に広域で支援活動を行っている機関は、先

に述べた「一般財団法人いじめから子供を守ろうネットワーク」（http://mamoro.org/）です。ホームページ内のリストから近隣の担当者に連絡してみるのもよいでしょう。このネットワークは、左記のようないじめ防止のポスターを印刷し、二〇一六（平成二八）年一二月現在、全国の学校１万２千校に掲示されていますので、知っている方もおられるかもしれないです。参考にしてください。

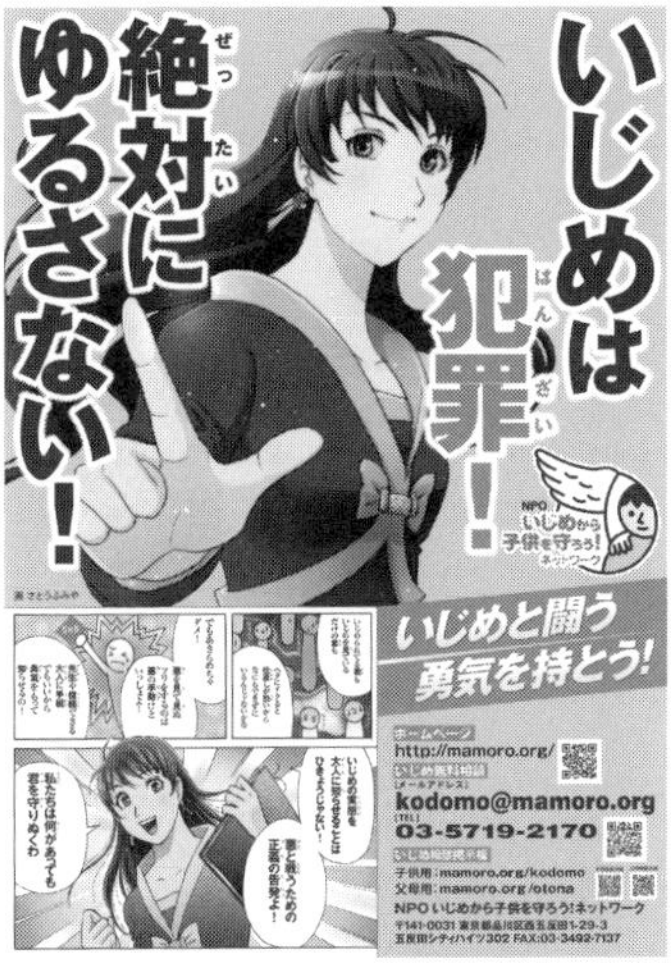

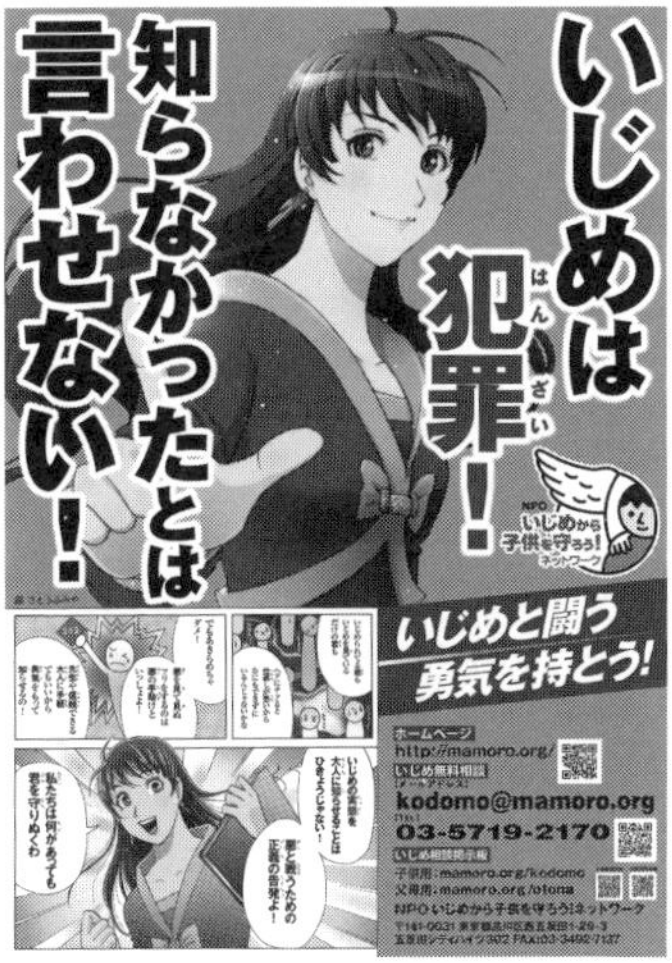

Q10 高校進学について教えてください。

現在、中学校3年生1学期です。起立性調節障害と診断されましたが、半分程度しか登校できていません。このままでは高校に進学しても登校が続けられるのか心配です。高校進学はあきらめたほうがいいのでしょうか?

A10 大変に難しく、また深刻な問題です。起立性調節障害の子どもで中学3年生になっても症状が強くて欠席が多い場合には、前もって高校進学について考えておくことが大切です。

なぜなら、高校は中学校と違って、進級に際して出席日数がかなり重視されます。公立高校では、原則的に、ある特定の授業を3分の1以上欠席すると進級が危ぶまれます。例えば、ややもすれば欠席したくなる月曜日の1時限目は、1年間で36コマくらいしかありません。その3分の1の12回を欠席すると、たとえ他の授業は全出席でも、その時点で留年決定です。

朝がつらい起立性調節障害の子どもにとって、12回未満の欠席で1年をやり抜く、というのはかなりハードルが高いのです。せっかく入学したのに、第1学年から留年となると、もう学校に行く気力もなくなってしまいかねません。

じゃあ、うちの子どもはどうしたらいいの、と考えあぐねている保護者へのアドバイスです。以下のようなケースで考えてみましょう。

①　中学校3年生の2学期後半～3学期（10月～1月）にかけて、たまに遅刻はするが、ほとんど出席できている場合（服薬をしていても）、高校1年からもなんとか登校できるでしょう。ただし、通学時間が長くなく、通学電車でも立たないで済む、などの条件付きです。

②　中学校3年生の2学期後半～3学期（10月～1月）にかけて、ほとんど毎日遅刻しているが、午後からなんとか出席できている場合、高校1年になっても朝1時限目からの出席はかなり困難と考えられます。10月～1月よりも4月～6月頃のほうが、体調が悪くなることが多いからです。

したがって、午後から授業のある定時制高校や、午後からの授業を選べる通信制高校を選択するほうが得策です。ただし、どうしてもその高校に行きたい（自分の将来の夢を果たすにはどうしてもその高校に入学したい）という本人の意志が強い場合には、案外うまくいくこともあります。

③　中学校3年生の2学期後半～3学期（10月～1月）にかけて、半分以上欠席している場合、高校に進学しても起立性調節障害が持続すると思われます。全日制

高校への進学は無理をしないほうが良いでしょう。中途退学の可能性が高くなります。体調に見合ったカリキュラムのある高校（例えば、週に2〜3日、午後からの授業を選択できる通信制高校など）に進学することが望ましいです。そして引き続き、医療機関で治療を続けるほうが良いでしょう。

④　中学校3年生の2学期後半〜3学期（10月〜1月）にかけて、ほとんど毎日欠席しており、自宅にひきこもっている場合、高校進学を遅らせるほうが良いでしょう。なぜなら、起立性調節障害が治癒していないばかりか、精神的な疲労から回復していない可能性もあります。高校に進学してもほとんどの場合、再び不登校になります。そして本人の精神的負担がよりいっそう強くなり、回復がますます遅れてしまいます。

まずは、医療機関に通院しながら、心とからだの治療を続けたほうが良いと思われます。最近の通信制高校などでは、半年遅れの入学（秋入学）や随時入学という制度もあります。また高等学校卒業程度認定試験やそのための塾などもあり、かなり選択肢が増えてきました。心と体力が十分に回復し、またひきこもっている間に、本人の心のなかに将来の夢がゆっくり育まれているならば、2〜3年後には急速に回復して、一気に花開くことも決して珍しくありません。

以上はあくまでも目安ですが、参考にしてください。

ただし、高校進学にあたってはもっと重要なことがあります。子どもにとって一番大切なことは、「自分の将来の夢は何か、その夢を果たすためにはどのような人生設計を立てたら良いのか、じっくり考えよう」ということです。高校進学は人生設計のほんの１コマにすぎないのです。高校さえ行けばそれで良い、という目先のことだけを見るのではなく、少しずつでもいいから、日々、読書をし、特技を磨くように努力精進してください。

一方、保護者にとって一番大切な心構えは、「子どもは必ず、今世、自らに課した尊い使命をもって生まれてきている。その使命を果たす日が必ずやってくる」と確信することです。そして、「子どもが自ら動き出すまで、じっくり見守っていこう」と保護者が自らに言い聞かせることです。そのような高い心境にすぐには到達しませんが、しかし、これも日々、努力することによってそのように思える日がやってきます。「必ず明るい未来がやってくる」と信じて明るく元気に毎日を過ごしてください。皆様に幸せな日がやってくることを心からお祈りしております。

引用・参考文献

（1）鈴木幸雄・内山聖「起立性調節障害（OD）の長期予後」『自律神経』24(6)：513-517，1987
（2）田中英高・金泰子・竹中義人・神原雪子・松島礼子・東佐保子・梶浦貢・中尾亮太・岡本直之「いじめによる精神的後遺症とその対応」『子どもの心とからだ』17：22-23，2008

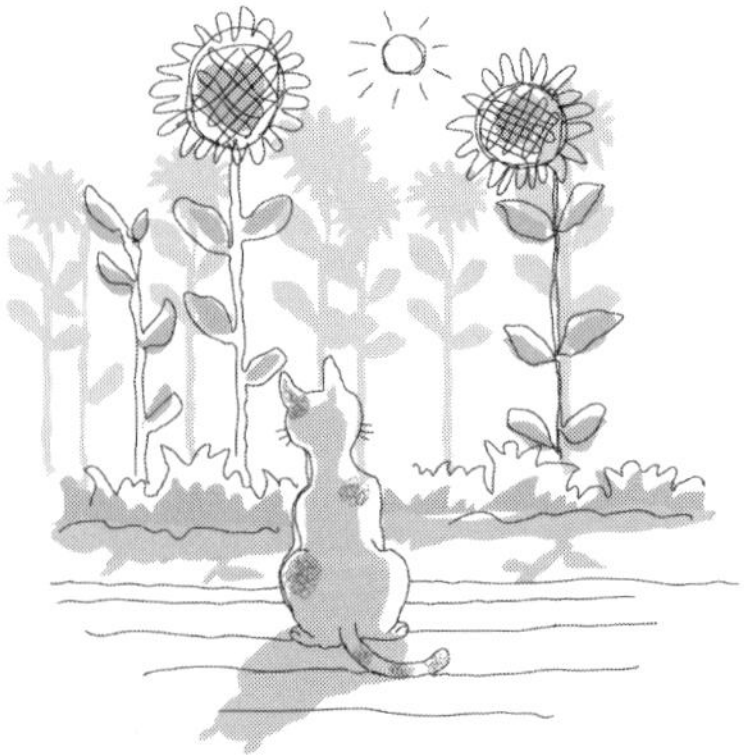

おわりに

本書を出版したときの私の願いは、本書のタイトルの通り、起立性調節障害が正しく理解され、保護者も周囲の人たちも子どもへ適切に対応し、病気の苦しみや、周りから理解されない孤独な辛さが少しでも和らぐように、ということでした。その後、全国の患者さんや保護者の方から「これまで医師から『気持ちの問題』などと言われ続けてきたので、怠け者の症状と思っていた。この本を読んで救われました」とお手紙をいただきました。全国の医師のなかにも起立性調節障害ガイドラインに基づいた新起立試験法を実施し、適切に診断してくださる先生方が少しずつ増えてきました。

それから約7年経ち、二〇一六（平成二八）年九月に長崎市で第34回日本小児心身医学会学術集会が開催されました。これまでと比較して、今回の学術発表では起立性調節障害に関する演題数が格段に増えて、そのすべてがガイドラインに基づいた診療を行っていました。複数の医療機関では数年をかけて数十例から二百例以上を診療し、詳細に分析した研究を報告していました。また、大阪の医療機関が保護者会とともに起立性調節障害の子どものキャンプを開始し、キャンプ生活が自律神経機能を改善すると発表していました。このことからも、全国でガイドラインに基づいた診療を行う医療機関が増えてきたと考えています。

とは言っても、起立性調節障害という病気の認知度はまだ低いです。ガイドラインに基づいた診療に慣れていない医療機関も少なくありません。この病気に気づかずに苦しんでいる子どもたちもまだ数多くいるでしょう。このような状況を改善するためにも、日本小児心身医学会は今後もガイドラインの啓発活動を精力的に続けていきます。また、全国にある患者会、保護者会も活発に普及活動を継続していただいています。この病気にかかわる方々お一人お一人のご協力とご支援が必要です。まだ自分の起立性調節障害に気づいていない子どもとその保護者が困難を乗り越えて、そして幸福になっていただけるために、本書がお役に立てば望外の喜びです。

平成二九年一月　改訂版発刊に際して

田中英高

日本小児心身医学会
小児起立性調節障害診断・治療ガイドライン 2005

起立性調節障害診断･治療ガイドライン作成ワーキンググループ
田中　英高（大阪医科大学小児科）
藤田　之彦（日本大学医学部小児科）
石谷　暢男（石谷小児科医院）
梶原　荘平（金沢こども医療福祉センター小児科）
増谷　　聡（埼玉医科大学小児心臓科）
松島　礼子（大阪府済生会吹田病院小児科）

協力　EBM リサーチワーキンググループ
塩川　宏郷（在東ティモール日本国大使館）
竹中　義人（たけなかキッズクリニック）
汐田まどか（鳥取県立皆生小児療育センター小児科）
石崎　優子（関西医科大学小児科）

研究協力者
本多　和雄（本多心身医学研究所）
梶浦　　貢（大阪府済生会茨木病院小児科）

日本小児心身医学会
小児起立性調節障害診断・治療ガイドライン 2015

起立性調節障害診断･治療ガイドライン作成ワーキンググループ

委員長
田中　英高（OD低血圧クリニック田中）
委　員（五十音順）
東　佐保子（東こどもの心とからだのクリニック）
飯山　道郎（小児科いいやま医院）
石崎　優子（関西医科大学小児科）
石谷　暢男（石谷小児科医院）
岡本　直之（大阪労災病院小児科）
梶浦　　貢（サンタマリア病院小児科）
梶原　荘平（金沢こども医療福祉センター小児科）
数間　紀夫（西部総合病院小児科）
神原　雪子（ゆきこどもクリニック）
金　　泰子（大阪医科大学小児科）
汐田まどか（鳥取県立総合療育センター小児科）
竹中　義人（たけなかキッズクリニック）
永井　　章（国立成育医療研究センター総合診療部小児期・思春期診療科）
中尾　亮太（大阪府済生会茨木病院小児科）
永光信一郎（久留米大学医学部小児科）
藤井　由里（関西医科大学小児科）
藤田　之彦（日本大学医学部小児科）
増谷　　聡（埼玉医科大学総合医療センター総合周産期母子医療センター小児循環器部門）
松島　礼子（大阪府済生会吹田病院小児科）
村上佳津美（近畿大学医学部堺病院心身診療科）
山口　　仁（おひさまにこにこクリニック）
吉田　誠司（大阪医科大学小児科）

研究協力者
本多　和雄（本多心身医学研究所）

著者紹介

田中 英高（たなか・ひでたか）

OD低血圧クリニック田中院長

1980年　大阪医科大学卒業
1986年　同大学院修了（医学博士）、同小児科助手
1992年　スウェーデン、リンショッピン大学客員研究員
　　　　トレシウス教授に師事
1994年　スウェーデン資格医学博士取得、大阪医科大学小児科講師
1997年　大阪医科大学小児科助教授
2008年　日本小児心身医学会理事長
2014年　OD低血圧クリニック田中院長

専門領域は、起立性調節障害、不登校などの心身症
日本小児心身医学会・小児起立性調節障害診断・治療ガイドライン作成班チーフ

【論文・著書】
・Treatment of orthostatic intolerance with inflatable abdominal band. Lancet, 1997.
・『起立性調節障害　小児臨床ピクシス 13』中山書店、2010年
・『起立性調節障害がよくわかる本――朝起きられない子どもの病気』講談社、2013年
・『小児心身医学会ガイドライン集――日常診療に活かす5つのガイドライン』改訂第2版、南江堂、2015年
・『改訂　起立性調節障害の子どもの日常生活サポートブック』中央法規出版、2017年　等

改訂　起立性調節障害の子どもの正しい理解と対応

2017年 3 月15日　初　版　発　行
2022年 1 月20日　初版第5刷発行

著　者………田中　英高

発行者………荘村　明彦

発行所………中央法規出版株式会社

〒110-0016　東京都台東区台東3-29-1　中央法規ビル
TEL03-6387-3196
https://www.chuohoki.co.jp/

ブックデザイン……岡本　明

カバーイラスト……sato

本文イラスト……あべまれこ／sato

メディカルイラスト……メディカ

印刷・製本……株式会社太洋社

ISBN978-4-8058-5475-4
定価はカバーに表示してあります。